Hijama

Hoe je anderen kunt genezen
volgens de Sunnah
met de H.E.A.R.T. methode

Najat Haddouch

Disclaimer

De technieken en adviezen in dit boek beschreven, vertegenwoordigen de adviezen van de auteur op basis van haar opleiding en ervaring. De auteur doet nadrukkelijk afstand van alle verantwoordelijkheid en aansprakelijkheid, persoonlijk of anderszins, die is ontstaan als gevolg van het gebruik van de technieken, de recepten of de aanbevelingen die hierin worden voorgesteld. De verantwoordelijkheid voor de gevolgen van het gebruik van elke suggestie, of de procedure hiernavolgend beschreven, ligt niet bij de auteur, uitgever of distributeur van dit boek. Dit boek is niet bedoeld als medisch- of gezondheidsadvies. In het geval van enige twijfel of bij behoefte aan medisch advies, neem dan alsjeblieft contact op met de juiste zorgverlener. Het is aan te raden om eerst te overleggen met een gekwalificeerde beroepsbeoefenaar uit de gezondheidzorg voordat je belangrijke veranderingen maakt in je dieet en/of je levensstijl. Als je de informatie in dit programma hebt kunnen waarderen, dan zouden wij je willen aanmoedigen om je steun te betuigen door je ervaringen met ons te delen. Ook stellen wij het op prijs als je onze website deelt met vrienden en familie en onze verdere werkzaamheden ondersteunt door ook onze overige programma's en producten te overwegen.

OPGEDRAGEN AAN

mijn lieve ouders, Sara en mijn man.
Moge Allah jullie beschermen en zegenen ameen.

Inhoud

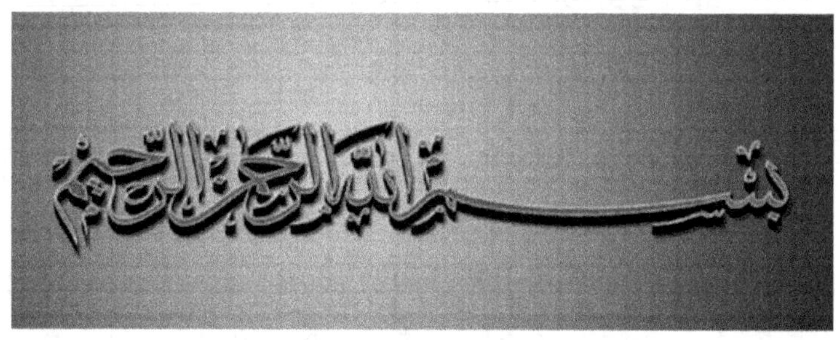

Voorwoord

Een woord van de auteur: in de naam van allah de barmhartige en genadevolle.

Alle lof is toe te schrijven aan Allah. Moge de vrede en de zegen van Allah uitgesproken worden op de ene na wie er geen andere profeet is. Tegenwoordig lijken mensen over de hele wereld meer dan ooit gezondheidsproblemen te hebben. Het is jammer dat velen onder ons liever de oplossing zoeken in chemische medicatie, dan in natuurlijke oplossingen. We lijken te zijn vergeten dat de Islam ons meerdere manieren leerde om onze gezondheid te verbeteren. 'Profetische geneeskunde' is een term die wordt gegeven aan alle gezegden (Hadith), adviezen, gewoonten en leer van de Profeet Mohammed (vrede zij met hem) met betrekking tot gezondheid en het behandelen van ziekten. In meer dan één Hadith is gemeld dat in de Profetische geneeskunde Hijama, of ook wel de natte cupping-therapie, een zeer aan te bevelen lijn van behandeling is. De adviezen en de leer van de Profeet Mohammed (vrede zij met hem) bestrijken alle aspecten van het leven; zo ook de gezondheid en de geneeskunde.

Hijama is één van deze prachtige profetische methodes waar ik verliefd op ben geworden.

De afgelopen zeven jaar ben ik werkzaam geweest als holistisch natuurgeneeskundige. Een holistisch natuurgeneeskundige gaat er vanuit dat lichaam, geest en ziel één geheel vormen en dus ook samen behandeld moeten worden of samen terug in balans gebracht moeten worden. Voor mij is dit de meest dichtstbijzijnde methode tot de Profetische geneeskunde. De methode die ik gebruik heeft mij in staat gesteld een heleboel mensen te helpen hun gezondheid te herwinnen. Dit boek is bedoeld ter ondersteuning van de mensen die meer willen weten over Hijama volgens de Sunnah en de manier waarop je deze kunt beoefenen. Het is ook een boek voor mensen die graag meer willen weten over Profetische geneeskunde.

In dit boek presenteer ik essentiële feiten die ik tijdens het proces van het helpen van anderen met Hijama verzamelde. Daarnaast laat ik de manier zien waarop ik het proces uitvoerde om geweldige resultaten te behalen; alle lof gaat naar Allah. Hoewel Hijama een remedie uit de Sunnah is, blijft het ook een medische methode. Hijama kan dus schadelijk zijn als een persoon het probeert toe te passen zonder over de juiste kennis te beschikken. Om die reden vind je in dit boek geen praktische stap-voor-stap instructie om Hijama uit te voeren. Ik bid tot Allah dat lezers profiteren van deze informatie en dat hij mijn inspanningen uitsluitend voor zichzelf maakt.

Dit boek is na uitvoerig onderzoek en met toestemming van dr. El Sayed geschreven, waarvoor mijn dank. Vergeef mij indien er fouten zijn.

Hijama

Introductie

Hijama vanuit het hart

Hijama of natte cupping-therapie is een oude techniek die in veel landen wordt toegepast. Meestal wordt het gebruikt bij het behandelen van bepaalde ziekten of lichamelijke aandoeningen. Hijama is, volgens Hamad Medical Co.
(http://www.hmc.org.qa/heartviews/VOL5NO2/special_section.htm) , de naam in de traditionele geneeskunde voor de kunst van 'natte cupping'. Hierbij wordt, voor therapeutische doeleinden, bloed onttrokken via een vacuüm, uit een oppervlakkige huidincisie.

Het woord 'Hijama' is Arabisch en één van haar Arabische betekenissen is 'te zuigen'. En niet zoals zo vaak gedacht wordt 'onttrekken'. Een andere betekenis voor Hijama is 'iets terug te laten keren naar zijn oorspronkelijke vorm'. Bij Hijama zuigen we inderdaad giftige afvalstoffen weg om zo het lichaam te reguleren!
Met dit boek wil ik het uitvoeren van de H.E.A.R.T. methode van Hijama met je delen. Aan de hand van vijf eenvoudige hoofdstukken, waarbij elk hoofdstuk een letter van het woord H.E.A.R.T vertegenwoordigt.

Je moet hart voor je patiënten hebben als je deze therapie effectief wilt kunnen beoefenen, daarom het acroniem H.E.A.R.T. Je moet dus echt begaan zijn met je patiënten en hun gezondheid. Het liefst op een manier die veel verder gaat dan het professionele aspect van ons werk. Je maakt de behandeling hierdoor persoonlijker en je raakt meer vertrouwd met de patiënt.

Dit boek vertegenwoordigt ook een geloof dat 'ikhlas' wordt genoemd. Ikhlas wordt omschreven en uitgelegd als 'oprechtheid van intenties' en het praktiseren ervan is de hoogste graad van liefde en dienstbaarheid aan God.

Hijama de juiste manier: net als bij elke andere medische praktijk is er een juiste en een onjuiste manier om Hijama uit te voeren. Dit hoofdstuk geeft een overzicht van de correcte manier om met Hijama, aan de slag te gaan, volgens de H.E.A.R.T. methode. Zodat de beoefenaars deze met vertrouwen kunnen toepassen!

Educatie is essentieel: als therapeut moet je kennis over ziekten en aandoeningen van het hoogste niveau zijn en natuurlijk ook altijd up-to-date. Alleen zo kan je de patiënten op de best mogelijke manier helpen en adviseren. Je moet in staat zijn om patiënten aan te leren hoe zij hun levensstijl en gewoontes kunnen veranderen, zodat zij een goede gezondheid houden.

Aandacht: in dit hoofdstuk wil ik benadrukken dat wij als beoefenaars niet alleen streven naar het behalen van een goede gezondheid van onze patiënten. Wij moeten namelijk ook aandacht besteden aan alle andere aspecten van het leven. Zijn zij bijvoorbeeld getrouwd? Zo ja, hoe liggen de verhoudingen binnen hun huwelijk? Hoe zit hun financiële situatie in elkaar? Maar er kunnen ook andere problemen spelen in hun privéleven. Besteed daarom ook aandacht aan hun emotionele, financiële, mentale en sociale gesteldheid. Heb niet alleen aandacht voor lichaam en geest.

Retour naar Allah en geruststelling: Allah, de verhevene, leert ons dat ziekte een gift is en geen straf.
In deze sectie zul je lezen hoe je vanuit een Islamitisch perspectief of oogpunt kunt zorgdragen bij ziekte.

Tijd om te genezen: Bij veel patiënten zag ik wonderen plaats vinden bij pijnklachten, mensen voelden zich meteen beter na en zelfs tijdens de procedure. Maar Hijama is niet bedoeld voor onmiddellijke genezing van chronische ziekten zoals diabetes en auto-immuunziektes. Hijama is een onderdeel van een groter behandelplan; een methode om het lichaam te helpen zichzelf te genezen. Goede gezondheid en Profetische geneeskunde horen tot een levensstijl. En Hijama hoort daarbij, maar is geen 'magische pil' voor het onmiddellijk genezen van allerlei chronische kwalen. Als onderdeel van de therapie moeten wij, de beoefenaars, ook andere gezonde gewoonten benadrukken. Hierdoor gaan patiënten zich beter voelen, zelfs wanneer zij niet in therapie zijn.

Samen zorgen deze vijf delen van de H.E.A.R.T. methode ervoor dat zowel de therapeuten als de patiënten van de Hijama-methode zullen genieten van de vele gezondheidsvoordelen. Dit alles ten goede van een leven lang natuurlijke gezondheid.

Hoofdstuk 1

Hijama: de juiste manier

In dit hoofdstuk gaan we verder in op:
- ➢ Wat is Hijama of cupping?
- ➢ Avicenna: een oude beoefenaar van cupping
- ➢ Meer informatie over Unani en de traditionele Chinese geneeskunde
- ➢ Unani-geneeskunde
- ➢ Meer over de traditionele Chinese geneeskunde (of TCM)
- ➢ Een Islamitische kijk op cupping
- ➢ Hoofdpijn
- ➢ Magie
- ➢ Vergif
- ➢ Preventieve geneeskunde
- ➢ Dislocatie/kneuzingen
- ➢ Preventieve geneeskunde
- ➢ Dislocatie/kneuzingen
- ➢ De beste tijd voor cupping
- ➢ De relatie tussen de maan en cupping
- ➢ Hoe werkt cupping?
- ➢ Wat gebeurt er in het lichaam als Hijama wordt uitgevoerd?

De procedure van het cuppen
- Hoe wordt cupping uitgevoerd?
- Wat zijn de voordelen van Hijama of cupping?

- Is Hijama effectief?
- Waar kan Hijama worden uitgevoerd?
- Waarschuwing: wanneer kan cupping niet toegepast dient te worden
- Cupping voor vrouwen
- Is Hijama en aderlaten hetzelfde?
- Tot slot

Het is overgeleverd dat de Profeet Mohammed (vrede zij met hem) zei: "Inderdaad, Hijama is een van de beste remedies die er zijn en als er iets uitstekend gebruikt kan worden als remedie dan is het Hijama" (Sahih al-Bukhari 5371).

Dit toont het belang en de grootheid van deze Sunnah. Oude culturen in heel Europa, Azië en het Midden-Oosten hebben Hijama of 'natte cupping' eeuwenlang gebruikt. Acupuncture Today beweert dat "het vroegste geregistreerde gebruik van natte cupping al dateert uit het begin van de vierde eeuw. De bekende kruidkundige Ge Hong schreef toen al over een vorm van cupping, in een boek genaamd A Handbook of Prescriptions.

Bij verder onderzoek blijkt dat de vroegste beschrijvingen teruggaan tot de oude Egyptenaren rond 1500 V.C. Vertalingen van het Ebers Papyrus, één van de oudste medische handboeken, beschrijft Hijama tot in detail. Aziatische landen in het bijzonder en met name China, hebben het gebruik van 'cupping' geperfectioneerd. Ze hebben het vervolgens toegepast in de genezing van een lange reeks van kwalen: rug- en nekpijn, migraine, astma, angst, bronchitis, gastro-intestinale aandoeningen. De opsomming had nog wel tientallen andere kwalen kunnen bevatten.

Door een veel benadrukte Sunnah van de Profeet Mohammed (vrede zij met hem) hebben ook de Arabische culturen cupping aangenomen. Arabische en Islamitische culturen benaderen de oude kunst van Hijama vanuit een medisch en een meer spiritueel perspectief.

Gelovigen zijn enthousiast om Hijama als de Sunnah van de Profeet Mohammed (vrede zij met hem) uit te voeren zonder het te betwisten. Maar in tegenstelling tot de spirituele doeleinden van de Arabische en Islamitische culturen, passen anderen culturen in Europa en Azië natte cupping puur medicinaal toe.

Wat is Hijama of cupping?

Hijama kan uit het Arabisch worden vertaald als 'eruit zuigen' en dit is letterlijk wat natte cupping doet. Door het openen van de poriën wordt het bloed dichter naar de oppervlakte getrokken en worden schadelijke toxines in de haarvaten vrijgemaakt. Wij onttrekken geen veneus bloed. Maar wij onttrekken capillair bloed, naast het giftig afval dat is opengeslagen tussen de cellen in de intercellulaire ruimte.

De vooruitgang in de moderne geneeskunde wordt steeds geavanceerder, technischer, moderner en duurder. Veel culturen keren voor het verlichten van chronische pijn, ontstekingen en andere interne en externe aandoeningen daarom weer terug naar de kunst van de oudheid.

Hijama wordt nu niet alleen in Europa, Azië en het Midden-Oosten erkend, maar ook wereldwijd gezien als een alternatieve methode om verschillende kwalen, ziekten en andere lichamelijke aandoeningen te behandelen. De voordelen van Hijama zijn uitvoerig geverifieerd en geclassificeerd. Nu begint zelfs de moderne medische wetenschap de vele voordelen ervan te erkennen en het gebruik ervan te steunen voor de genezing van bepaalde ziekten.

Natte cupping wordt beschouwd als een gezonde, natuurlijke, voordelige en bovenal een veilige en niet-invasieve methode van genezing en het voorkomen van vele ziekten. Er is geen operatie, pijn of verdoving bij betrokken en toch worden de hoeveelheid kwalen die het geneest als talrijk beschouwd. Hijama biedt vele voordelen en de praktijk van natte cupping vereist weinig tot geen technologie. En de beoefenaar heeft slechts een beperkte hoeveelheid middelen nodig.

Reguliere artsen richten in het algemeen hun inspanningen op het genezen van klachten of ziekten door medicijnen voor te schrijven. Deze medicijnen onderdrukken de symptomen en vaak wordt niet verder gekeken naar de eventuele oorzaak. Hijama heeft bredere resultaten voor genezing die tot buiten het bereik van de interne kwalen reiken.

Avicenna: een oude beoefenaar van cupping

Hijama werd ook beoefend door beroemde artsen zoals Al-Razi (865-925) en Ibn Sina (980 – 1037). Al-Razi was in het Westen bekend als 'Rhazes' en Ibn Sina was het meest bekend als 'Avicenna'. Beiden waren van Perzische afkomst en worden gezien en beschouwd als één van de belangrijkste denkers en schrijvers van de Islamitische Gouden Eeuw.

Avicenna is in het Westen iets meer bekend maar wordt vanwege zijn denkbeelden door diverse Islamitische geleerden gezien als een heiden. Hoe Hoe dan ook was het een geweldige arts die 450 werken schreef waarvan er ongeveer 240 aan ons zijn overgeleverd. Van deze overgeleverde boeken gaan er 150 over filosofie en 40 over geneeskunde.

Zijn bekendste werken zijn: The book of healing, een veelomvattende filosofische en wetenschappelijke encyclopedie en The Canon of Medicine. Deze laatste omvat een overzicht van alle aspecten van de geneeskunde en werd aan vele middeleeuwse universiteiten een medische standaardtekst. Het boek bleef zelfs in gebruik tot in het jaar 1650.

Avicenna's uitgebreide verzameling van werken kwam tot stand tijdens de Islamitische Gouden Eeuw. In deze tijd werden de vertalingen van Grieks-Romeinse, Perzische en Indische teksten uitgebreid bestudeerd. De studie van de Koran en de Hadith bloeide in een dergelijke wetenschappelijke sfeer op. Filosofie, Fiqh en theologie (kalaam) werden verder ontwikkeld, vooral door Avicenna. Uiteindelijk zijn ongeveer 100 verhandelingen toegeschreven aan Avicenna. Sommige stukken beslaan maar een paar pagina's, andere werken bestrijken meerdere volumes. Zijn 14-delige The Canon of Medicine (al-Qanun fi al-tibb, The Laws of Medicine) was tot de 17e eeuw een medische standaardtekst in Europa en in de Islamitische wereld.

Het boek staat vooral bekend om zijn beschrijvingen van besmettelijke en seksueel overdraagbare ziekten en het testen van medicijnen. Maar ook bespreekt het quarantaine, om de verspreiding van besmettelijke ziekten te beperken. Net als de Grieken, steunde ook Avicenna de miasma-theorie van ziekten, die stelt dat dampen in de lucht de oorzaak van epidemieën zijn. Het boek classificeert en beschrijft ziekten en schetst hun veronderstelde oorzaken. Maar ook hygiëne, eenvoudige en complexe medicijnen en de functies van lichaamsdelen worden besproken.

De Canon is het met Aristoteles eens (en niet met Hippocrates) dat tuberculose besmettelijk is, hetgeen in Europa pas eeuwen later algemeen werd geaccepteerd. Het werk beschrijft daarnaast ook de symptomen en de complicaties van diabetes.

Avicenna breidde in The Canon of Medicine de theorie van de temperamenten zodanig uit dat het ook "emotionele aspecten, mentale capaciteit, morele houding, zelfbewustzijn, bewegingen en dromen" omvatte. In zijn boek al-Qanun benoemt Avicenna Hijama als een medische bron voor het beheer van meer dan 37 soorten ziekten. (Y.T.Langermann (ed.): Avicenna and his Legacy.)

Meer over Unani en de traditionele Chinese geneeskunde

Verschillende culturen hebben meegewerkt om de oude kunst van Hijama tot een groot onderdeel van de traditionele geneeskunde te maken. Op twee daarvan wil ik verder ingaan: de Unani-geneeskunde en natuurlijk de traditionele Chinese geneeskunde.

Unani-geneeskunde

De Unani-geneeskunde, een behandelsysteem van Griekse origine, wordt vaak ten onrechte aangeduid als een op de Islam gebaseerd systeem. De Unani-geneeskunde is namelijk grotendeels gebaseerd op de leer van de Griekse arts genaamd Hippocrates en de Romeinse arts Galen.

Vanaf dat moment brachten Ibn Sinna, al Razi en andere Arabische artsen het medisch systeem naar een hoger niveau. Zij behandelden hun patiënten met een paar basisregels, uiteengezet voor ziekten.
De Unani-geneeskunde is gebaseerd op het concept van de lichaamsvloeistoffen of ook wel de vier humoren: slijm (balgham), bloed (dam), gele gal (safra) en zwarte gal (sauda). Unani houdt zich ook bezig met 'elementen' zoals in Body Image, Human Reproduction and Birth Control door Dr. Robin D Tribhuwan & Dr. Benazir D. Patil is uiteengezet: "Unani-geneeskunde heeft overeenkomsten met de Ayurveda. Beiden zijn gebaseerd op de theorie van de aanwezigheid van de elementen in het menselijk lichaam (in Unani worden deze beschouwd als vuur, water, aarde en lucht).

De elementen, toegeschreven aan de filosoof Empedocles, bepaalden in het middeleeuwse Europa de manier van denken. Volgens de volgelingen van de Unani-geneeskunde zijn deze elementen aanwezig in verschillende vloeistoffen. Als de elementen in balans zijn leidt dat tot een betere gezondheid, als ze niet in balans zijn, leidt dat tot ziekte.

De theorie veronderstelt de aanwezigheid van bloed, slijm, gele gal en zwarte gal in het menselijk lichaam. De unieke mix van deze stoffen bepaalt de Mizaj van ieder persoon; het temperament. Een overwicht van bloed geeft een opgewekt temperament; een overwicht van slijm maakt iemand koel; gele gal maakt iemand prikkelbaar (of boos) en zwarte gal maakt iemand melancholisch. Een juiste balans van deze vier elementen is nodig voor een goede gezondheid.

Hijama, natte cupping of aderlaten helpt bij het reguleren van deze vier 'humoren' en 'elementen'. Door het verwijderen van toxines uit het bloed wordt het delicate systeem in het lichaam in evenwicht gebracht. Hijama helpt op de volgende manieren:

- verwijdert onzuiverheden uit de bloedbaan en de vitale organen van het lichaam;
- verwijdert toxines;
- regelt de lichaamstemperatuur door het verminderen van overtollige lichaamswarmte;
- vermindert ontstekingen en zwelling;
- helpt het lichaam zichzelf te genezen;
- stimuleert het immuunsysteem.

Meer over de traditionele Chinese geneeskunde (of TCM)

Er zijn enkele overeenkomsten tussen Unani en de traditionele Chinese geneeskunde, die ik vaak als TCM noteer. In beide genezingspraktijken zijn 'humoren' aanwezig. Unani bespreekt de vier humoren: bloed, slijm, gele gal en zwarte gal. De vijf elementen-theorie van TCM, volgens Keppel Hesselink, J.M., e.a. veronderstelt "dat alle verschijnselen van het heelal en de natuur kunnen worden onderverdeeld in vijf elementaire kwaliteiten - vertegenwoordigd door hout, vuur, aarde, metaal en water."

TCM voegt hieraan de theorie van de 'Qi' toe, een vitale energie, die volgens het Handbook of nutrition and

Food van Berdanier Carolyn D. en

The Healer WithinUs: Healing Yourself In the New

Millennium van George E. Samuels "Circuleert via kanalen en meridianen, die via vertakkingen verbonden zijn met lichamelijke organen en functies". De visie op het menselijk lichaam richt zich slechts marginaal op de anatomische structuren, maar vooral op de lichaamsfuncties (zoals spijsvertering, ademhaling, temperatuurregulering etc.)."

Net zoals Unani is Hijama gebaseerd op een oude kruising met de traditionele Chinese geneeskunde (TCM). Hijama kan helpen om de volgende resultaten te behalen:

- maakt blokkades vrij door een verhoogde bloedstroming;
- helpt bij het reguleren van de lichaamstemperatuur door warmte uit het bloed en uit de buurt van inwendige organen te onttrekken;
- verwijdert gevaarlijke toxines uit de bloedstroom van het lichaam;

- neemt overtollig bloed weg;
- stimuleert een gezonde bloedaanmaak.

Een Islamitische weergave van cupping

Hijama heeft een rijke historische erfenis en is dan ook goed beschreven in de Islamitische traditie. Inderdaad, Mohammed, de grote Profeet van de islam (vrede zij met hem), adviseert cupping in heilige instructies die "Hadiths" worden genoemd. In deze sectie benoem ik de diverse verwijzingen naar Hijama in de Islamitische traditie.

- **Als genezing voor ziekten of voor patiënten die zich ziek voelen**: wanneer een patiënt een specifiek gezondheidsprobleem presenteert, hierna aangeduid als "Hijama bil mard (Hijama in ziekte)", is Hijama de aangewezen methode van behandeling. De Boodschapper (vrede zij met hem) zei: "Inderdaad natte cupping (Hijama) is één van de beste remedies die er zijn..." (Sahih al-Bukhari 5371)
- **Voor het assisteren bij het bevorderen van algemene gezondheidskwesties**: bekend als "Hijama bi sihat (Hijama in gezondheid)".
  Hijama is geschikt als de patiënt geen ernstige gezondheidsproblemen heeft maar wel hulp wil. Hulp bij het reguleren van de interne en de externe balans of het algemene welzijn en de gezondheid.
  Auto's krijgen regelmatig een onderhoudsbeurt; ook het lichamelijk systeem moet af en toe 'opnieuw worden afgesteld.' Over het algemeen voer ik dergelijke regelmatige periodieke 'Hijama onderhoudsbeurten' tweemaal per jaar uit. Meestal als de seizoenen veranderen, zoals in het voorjaar voordat de

buitentemperatuur te warm wordt èn in de herfst voordat het weer te koud wordt. Maar dit zou in principe ook ieder kwartaal kunnen, bij het veranderen van de vier seizoenen.

- **Als een spirituele handeling**: de Profeet (vrede zij met hem) zei ook dat in de nacht van Isra (zijn bestijging naar de hemel), Hij (vrede zij met hem) een engel passeerde die tegen hem zei: "Oh Mohammed, beveel uw Ummah (natie) natte cupping (Hijama)." (Sahih Sunan Tirmidhi 3479)

- **Als een helende methode**: Ibn 'Abbas (moge Allah tevreden zijn met hen beiden) meldde dat de Profeet (vrede zij met hem) zei: "Genezing is te vinden in drie dingen: het drinken van honing, het mes van de cupper en de cauterisatie van vuur." (Gemeld door al-Bukhari, 10/136)

- **Over Hijama**: volgens een hadith voorgedragen door Jabir (moge Allah tevreden zijn met hem), zei de Profeet (vrede zij met hem): "Als er iets goeds te vinden is in uw medische behandelingen, dan is het te vinden in het mes van de cupper, in het drinken van honing of de cauterisatie met vuur, afhankelijk van de oorzaak van de ziekte, maar ik zou niet willen worden dichtgeschroeid." (Gemeld door al-Bukhari, 10/139)

- **Als een goede manier van zorg en behandeling**: Ibn 'Abbas (moge Allah tevreden zijn met hen beiden) meldde dat "De Profeet (vrede zij met hem) werd behandeld met cupping en hij de cupper zijn loon betaalde." (Gerapporteerd door al-Bukhari, 10/124; Moslim 1202)

- **Als de beste behandeling die je kunt gebruiken**: Anas ibn Malik (moge Allah tevreden zijn met hem) meldde dat de Boodschapper van Allah (vrede zij met hem), de verhevene, door Abu Tayyibah (R.A.) behandeld was met natte cupping.

Hij beval dat er aan hem twee eenheden eten gegeven moest worden en hij sprak met zijn belasting-collectoren, die zijn belastingen verlaagden. Hij zei: "De beste behandeling die u kunt gebruiken is Hijama." (Gerapporteerd door al-Bukhari, 10/126; Moslim, 1577)

- **De beste tijd voor natte cupping**: het werd door Ibn ' Abbaas (moge Allah tevreden zijn met hen beiden) vermeld dat de Profeet (vrede zij met hem) zei: "De beste tijden om te worden behandeld door natte cupping zijn de zeventiende, de negentiende of de eenentwintigste dag (van de maand)." (gemeld door al-Tirmidhi 2054; de isnad (keten van overlevering) is da'if (zwak)

- **De beste tijd voor natte cupping**: het werd door Anas ibn Malik (moge Allah tevreden zijn met hem) vermeld dat de Profeet (vrede zij met hem) zei: "Wie wil worden behandeld door Hijama, laat hem het doen op de zeventiende, de negentiende of de eenentwintigste dag zodat de bloedstroming niet overvloedig zal worden en het hem zal doden." (Gemeld door Ibn Madja, 3489; er is enige zwakte in het verslag)

- **De beste tijd voor natte cupping**: Abu Hurayrah (moge Allah tevreden zijn met hem) meldde dat de Profeet (vrede zij met hem) zei: "Wie behandeld zal worden op de zeventiende, de negentiende of de eenentwintigste dag zal genezen van alle ziekten." (Gemeld door Abu Dawud, 3861 en al-Bayhaqi, 9/340. Isnad (keten van overlevering) is hasan (goed))

- **Het belang van Hijama voor de Moslim**: dit feit wordt benadrukt door de volgende woorden die verband hielden met de Profeet (vrede zij met hem) in de nacht van Isra (bestijging naar de hemel) door engelen: "O Mohammed, beveel uw ummah (mensen) Hijama (natte cupping)". (Sahih Sunan Tirmidhi)

- **Over de remedie**: Jabir ibn Abdullah (moge Allah tevreden zijn met hem) meldde dat de Boodschapper (vrede zij met hem) zei: "Inderdaad in natte cupping is er een remedie." (Sahih Moslim 5706)

- **Ter voorkoming van 'kokend bloed'**: Anas ibn Malik (R.A.) meldde dat de Boodschapper (vrede zij met hem) zei: "Wanneer het weer extreem heet wordt, zoek dan hulp in natte cupping (Hijama). Laat uw bloed niet zodanig tot razernij (koken) bekomen dat u eraan dood gaat." (Gemeld door Hakim in zijn 'Mustadrak' en hij verifieerde het en Imam ad-Dhahabi was het daarmee eens (4/212)

- **Natte cupping op een lege maag**: Ibn Umar (moge Allah tevreden zijn met hem) meldde dat de Boodschapper (vrede zij met hem) zei: "Natte cupping (Hijama) op een lege maag is het beste. Hierin ligt een remedie en een zegen..." (Sahih Sunan ibn Madja (3487))

- **Over de verbetering van het intellect en het geheugen**: Ibn Umar (moge Allah tevreden zijn met hem) meldde dat de Boodschapper (vrede zij met hem) zei: "Natte cupping (Hijama) op een lege maag is het beste. Hierin ligt een remedie en een zegen. Het verbetert het intellect en het geheugen..." (Sahih Sunan ibn Madja (3487)

Vanuit Islamitisch oogpunt kan cupping ook worden gebruikt voor de behandeling van pijn, ziekte, magie en gif, maar zeker ook als een preventieve maatregel.

Hoofdpijn

Salmah (moge Allah tevreden zijn met haar), de dienaar van de Boodschapper van Allah (vrede zij met hem) zei: "Wanneer iemand zou klagen over hoofdpijn tegen de Boodschapper van Allah (vrede zij met hem), zou Hij (vrede zij met hem) hen adviseren om natte cupping uit te laten voeren." (Sahih Sunan Abi Dawud (3858))

Studies tonen aan dat natte cupping-therapie een veelbelovende behandelingsmethode is voor migraine en andere pijnlijke aandoeningen zoals het carpaal tunnelsyndroom (CTS), pijn in de onderrug en fibromyalgie.

Natte cupping-therapie kan sommige neurotransmitters (dit zijn overdrachtstofjes die met zenuwcellen kunnen communiceren) zoals serotonine, dopamine, endorfine, calcitonine-gen-gerelateerde peptide en acetylcholine aanpassen. Deze neurotransmitters worden vaak in verband gebracht met hoofdpijnen en migraine. Bovendien kunnen we het hematocriet (de verhouding tussen rode bloedcellen en andere bloedcellen) en het immuunsysteem in balans houden, door middel van het bloeden en door de lokale ontsteking
Door de Hijama ontstaat namelijk een lokale ontsteking, hierdoor wordt het immuunsysteem geactiveerd. Het activeren van het immuunsysteem leidt tot heel veel verschillende acties in het lichaam. Het volledige mechanisme rondom Hijama is echter nog onbekend en heeft nog verder onderzoek nodig.

(Bron: Comparative efficacy trial of wet cupping and serkangabin versus conventional therapy of migraine headaches: A randomized, open-label, comparative efficacy trial van Mohammad Dehghani Firoozabadi, Maryam Navabzadeh, Mohammad-Khodashenas Roudsari en Mohsen Zahmatkash)

Magie

Ibn al-Qayyim (moge Allah hem genadig zijn) vermeldde dat de Boodschapper (vrede zij met hem) zijn hoofd had gecupped toen hij getroffen werd door magie en dat indien correct gedaan, het één van de beste geneesmiddelen hiervoor is. (Zaad al-ma'ad 4/125-126)

Gif

Abdullah ibn Abbas (moge Allah tevreden zijn met hem) heeft gemeld dat een Joodse vrouw vergiftigd vlees gaf aan de Boodschapper van Allah (vrede zij met hem), daarom stuurde hij haar een bericht zeggende: "Wat veroorzaakt u om dat te doen?" Ze antwoordde: "Als u echt een Profeet bent, dan zal Allah u erover informeren en als u dat niet bent dan red ik de bevolking van u!" Profeet Mohammed (vrede zij met hem) gebruikte vervolgens Hijama driemaal op de kahil (het bovenste deel van zijn rug) en gebood dat zijn metgezellen hetzelfde deden.

Desondanks stierven verscheidenen onder hen."

Toen de Boodschapper (vrede zij met hem) de pijn ervan voelde, voerde hij (vrede zij met hem) Hijama uit. Toen hij eenmaal reisde, terwijl hij in Ihram verbleef en die pijn voelde werd er Hijama uitgevoerd. (Ahmed (1/305) Hadith is Hasan (goede keten met alle paden)

Dislocatie/kneuzingen

Jabir ibn Abdullah (R.A.) rapporteerde dat de Boodschapper (vrede zij met hem) van zijn paard viel tegen de stam van een palmboom en dat hij zijn voet ontwrichtte. Waki' (R.A.) zei: "Bedoelend dat de Boodschapper (vrede zij met hem) gecupped werd (zijn voet) voor kneuzingen." (Sahih Sunan ibn Madja (2807)

Het omarmen van cupping als een 'alternatieve geneeskunde' duikt door de tijd heen telkens weer op als een terugkerend inzicht. Hopelijk zal het op een dag structureel door de meerderheid worden aanvaard, en niet zoals zo vaak slechts door een minderheid.

De beste tijd voor natte cupping

Wanneer is de beste tijd voor natte cupping? Wat betreft de Islamitische dag en nacht, treedt de nacht vóór de dag. Na de zonsondergang op dinsdag bijvoorbeeld, komt woensdagnacht. Natte cupping kan het beste overdag worden uitgevoerd, tussen zonsopgang en zonsondergang. De Islamitische kalender, de moslim-kalender of de Hijri-kalender (AH) is een maankalender, en bestaat uit 12 maanden, in een jaar van 354 of 355 dagen.

De Islamitische kalender werd gebruikt om gebeurtenissen in vele Islamitische landen gelijktijdig met de Gregoriaanse kalender te dateren. Tot op de dag van vandaag wordt deze kalender nog steeds gebruikt, door moslims over de hele wereld, bij de bepaling van de juiste dagen. Bijvoorbeeld om het jaarlijkse vasten (zie Ramadan) te houden, om te zien wanneer de Hajj is en ook om de viering van de andere Islamitische feestdagen en festivals bij te houden.

Het eerste Islamitische jaar begon in 622 v.Chr. In dat jaar vond de emigratie van de Profeet Mohammed (vrede zij met hem) van Mekka naar Medina plaats, ook bekend als de hidjra. Elk genummerd jaar is, een "H" verwijzend naar Hijra of een "AH" verwijzend naar het Latijnse Anno Hegirae ("in het jaar van Hijra"). Om deze reden noemen moslims hun kalender meestal de 'Hijri-kalender'.

De relatie tussen de maan en cupping

De maan heeft, net zoals onze planeet aarde, een oprechte en duidelijke relatie met natte cupping. De fysiologie van mens en dier is onderworpen aan de seizoenen, de maan en de circadiaanse ritmen (biologisch ritme van ongeveer 24 uur). Deze ritmen zijn vrij goed beschreven. Er wordt vaak gezegd dat criminele activiteit op zijn hoogtepunt is als de invloed van de maan het sterkst is op de aarde; bij volle maan dus. Dat is ook waarom mensen vaak zeggen: "Nou, het is vast volle maan." als ze zien dat iemand zich gek of absurd gedraagt!

Nog meer bewijs: Onderzoekers kwamen tot de conclusie dat de maanstand invloed heeft op het slaappatroon en mogelijk ook op andere levensgebieden van de mens.
(Bron: Christian Cajochen et al. Evidence that the Lunar Cycle Influences Human Sleep.

De maan beïnvloedt niet alleen de oceanen en zijn getijden, maar ook ons lichaam, aangezien het menselijk lichaam uit 70% water bestaat. Onderzoekers hebben ontdekt dat de verschillende fasen van de maan een effect hebben op dieren en hun seksuele activiteit. Het zou de oorzaak zijn van het verschijnsel dat dieren meer nakomelingen produceren bij specifieke maanfasen.

Er wordt ook gezegd dat de maan het bloed beïnvloedt. Het vergroot of verkleint de stroming van het bloed, afhankelijk van de tijd van de maancyclus of zelfs van de dag. Men beweert dat de maanfasen ook effect hebben op de reproductieve cyclus van een vrouw, met inbegrip van haar menstruatie, deze is namelijk afhankelijk van de doorbloeding. Daarom zou het geen geheim moeten zijn dat de maan ook invloed heeft op de Hijama-behandeling. De maan oefent een lichte getijde effect uit bij de uitvoering van de natte cupping. Deze zojuist beschreven situatie is heel goed voor ons werk, de maan heeft namelijk nog steeds effect. Het bloed wordt van binnen naar buiten getrokken (het binnenste bloed van het perifere bloed en het perifere bloed rond de opening van de cup). Deze situatie heeft een uitstekend effect bij het uitvoeren van een succesvolle en natte cupping-behandeling om het lichaam zijn onzuiverheden vrij te geven."

Hoe werkt cupping?

Ik wil je zelf uitleggen hoe je het proces van Hijama het best kan begrijpen. Om dit beter te kunnen begrijpen moeten we ook weten hoe de natuurgeneeskunde het proces van ziek uitlegt. Het menselijk lichaam is een vloeibaar systeem dat voor tweederde is opgebouwd uit water. Elke cel in ons lichaam is omgeven door vocht. De cellen in ons lichaam worden gevoed door deze vloeistof en gebruiken de vloeistof om zich te ontdoen van hun afval. Hierdoor kan deze vloeistof besmet raken door gifstoffen of afval. Dat proces wordt 'bloed stase' genoemd.

Of een stof giftig is voor je lichaam, is afhankelijk van de hoeveelheid toxines die je lichaam aankan. Met andere woorden: een stof wordt 'giftig' als je het zelf niet aankunt, hetzij fysiek of mentaal. Hoe meer afval zich in het lichaam ophoopt, hoe groter de kans op ziekte is. Als het lichaam de afvalstoffen onvoldoende kan afvoeren, dan zullen de cellen op een suboptimaal niveau beginnen te presteren. De voedingsstoffen kunnen de cellen namelijk niet meer bereiken en het afval kan niet worden afgevoerd.

Dit heet een disbalans of 'blokkade' in het lichaam, en wordt veroorzaakt door vele factoren.

Het kan komen door slechte lucht, stress, slechte voeding, het gebruik van medicijnen, de chemische stoffen in voedsel en kleding, toiletartikelen en schoonmaakmiddelen. Deze toxines kunnen zich ook insluiten in het bindweefsel.

Wat gebeurt er in het lichaam wanneer er Hijama wordt uitgevoerd?

Hijama kan helpen om de gifstoffen uit ons systeem te krijgen. Er zijn een aantal verklaringen binnen de Hijama en de cupping-therapie die uitleggen hoe Hijama werkt: de mechanische-, de reflex-, de bio-chemische- en de neuro-hormonale uitleg. Laten we beginnen met de mechanische uitleg:

De mechanische uitleg

Bij de mechanische uitleg wordt ervan uitgegaan dat wanneer er druk wordt uitgeoefend op de huid, er ook druk optreedt in de weefsels, de bloedvaten en het lymfestelsel. Hierdoor stimuleer je de bloedsomloop en de stroming van het lymfestelsel in het lichaam. Binnen de natuurgeneeskunde is stagnatie vaak een van de oorzaken van klachten. Door het creëren van een vacuüm op de gewenste locatie zal er een zeer sterke doorbloeding ontstaan.

Lichaamscellen gebruiken zuurstof en geven koolstofdioxide af. Als lichaamsenergie wordt geblokkeerd, bijvoorbeeld door overbelasting van toxines, functioneert een cel minder effectief en ervaren we pijn. Dit houdt in dat er in dat gebied een verstopping zit, in de stroom van energie. Giftige stoffen in de diepere weefsels, spieren en gewrichten worden niet altijd gemakkelijk afgebroken, dat leidt weer tot verdere blokkades en ongemak.

Met behulp van Hijama kan je de toxinen uit het diepere weefsel naar de oppervlakte van de huid brengen zodat het veel gemakkelijker is voor het lichaam om ze te af te voeren; we kunnen ze zelfs met Hijama verwijderen. Deze methode bevordert de afvoer van overtollig vocht en afvalstoffen. Hierdoor gaat de bloeddoorstroming naar stagnerende spieren en de huid. De bloedstroom in het bindweefsel wordt geactiveerd, de productie van collageen en elastische vezels wordt gestimuleerd.

De reflectorische uitleg

Bij de reflectorische uitleg gaat men er vanuit dat er stimulansen ontstaan door de druk op de huid, in de huid en de spieren. Deze stimulansen pulseren als gevolg van zenuwdruk die wordt geregistreerd. Deze stimulansen gaan naar de medulla en en vasodilatatie ontstaat; de vaten ontspannen zich en gaan verder open. Dit creëert een betere bloeddoorstroming in dat gebied. De weefsels zijn onderling verbonden door middel van het zenuwstelsel. Een stoornis in een bepaald gebied heeft vaak een negatief effect op andere weefsels via de zenuwtrajecten. Een slecht functionerend gewricht bijvoorbeeld, heeft een negatief effect op de spieren rond het gewricht. Of een ongewoon intense menstruatie gaat vaak gepaard met rugpijn (huid en spieren van de onderrug). Naast de verbeterde bloedcirculatie in de huid creëert natte cupping reflex ontspanning, vermindering van de pijn en een betere werking van de organen en weefsels die in verbinding staan met dit deel van de huid.

Het pijn verminderende effect kan ook worden verklaard door het verschil in snelheid van zenuwvezels die druk registreren in de huid en de zenuwvezels die pijnprikkels doorgeven. De zenuwvezels die druk in de huid registreren zouden sneller zijn dan de prikkels die de stimulans van pijn de zenuwvezels transporten. Dit zorgt ervoor dat de pijnlijke stimuli wegebben.

De biochemische uitleg

Door de druk komen verschillende stofjes vrij waaronder histamine, welke de bloedsomloop stimuleert maar ook de ontsteking vermindert en de pijn verlicht.

De neuro-hormonale uitleg

Hierbij wordt ervan uitgegaan dat bepaalde hormonen invloed hebben op de pijn en het algemeen welbevinden van de patiënt. En dus kan hiermee vervolgens een positieve bijdrage worden geleverd aan factoren zoals pijn, stress, spanning, stemmingswisselingen en angst.

Deze hormonen zijn onder andere endorfine, serotonine, cortisol en noradrenaline. Dit is te verklaren doordat het parasympatische deel van het zenuwstelsel wordt geactiveerd door het uitoefenen van druk. Dit parasympatisch zenuwstelsel heeft invloed op de inwendige organen. Het stimuleert ook de stofwisseling en de cel aanmaak en het ondersteunt de opbouw van lichaamsreserves.

Het parasympatisch zenuwstelsel is verantwoordelijk voor je herstel na een zware inspanning. Het bevordert de secretie, de darmactiviteit en de uitscheiding van faeces en urine, brengt ons hartslag- en ademhalingsritme omlaag en verwijdt de bloedvaten. Dit resulteert op zijn beurt weer in een verlaging van de bloeddruk. Het parasympatisch zenuwstelsel is ook verantwoordelijk voor de innerlijke balans van het lichaam. Als het parasympatische deel van het zenuwstelsel wordt geactiveerd zal er minder cortisol en noradrenaline vrijkomen. Cortisol en noradrenaline worden vrijgegeven bij stress en zijn betrokken bij een vecht- of vlucht reactie. Zo kun je bijvoorbeeld de hoeveelheid cortisol in speeksel meten om het stressniveau te bepalen. Door het verminderen van cortisol wordt de activiteit van het immuunsysteem versterkt. Een toename van het aantal witte bloedcellen in het bloed resulteert in een hogere weerstand tegen ziekten.

Serotonine kan worden gezien als een gelukshormoon dat betrokken is bij stemming, slaap, eetlust, seksuele activiteit en emoties. Het hormoon speelt ook een rol in het verwerken van pijnlijke stimuli. Wanneer Hijama wordt toegepast neemt het serotonine hormoon toe, en dit zorgt weer dat de pijn afneemt.

De natte cupping-procedure

Bij deze kleine chirurgische ingreep worden cups gebruikt om 'slecht' bloed uit het lichaam van de patiënt te zuigen. De cups zijn meestal gemaakt van metaal, glas of plastic. Hoewel, sommige culturen maken nog steeds gebruik van bamboe-cups of zelfs kleipotten. De focus van een dergelijke behandeling ligt op bepaalde vaste "Hijama-punten" op het lichaam. Veel praktijkbeoefenaars passen tegenwoordig natte cupping toe, specifiek op de plek waar de patiënt pijn voelt. Zoals ik verderop bij het onderwerp triggerpoints zal uitleggen wordt Hijama niet altijd gebruikt bij de bron van de pijn. De pijn kan namelijk ook worden geactiveerd door andere plaatsen.

De warmte, of het zuigeffect, wordt geïntroduceerd in de 'cup'. Hierdoor ontstaat een vacuüm afsluiting die ervoor zorgt dat het bloed zich verzamelt rond het focuspunt. Zodra het bloed zich bij het huidoppervlak heeft opgehoopt worden er kleine oppervlakkige incisies gemaakt. Vervolgens zuigt men het vloeibare mengsel van causatieve pathologische stoffen (CPS) en bloed eruit. Het bloed wordt vervolgens verzameld in een cup voordat het wordt verwijderd.

Hoe wordt natte cupping uitgevoerd?

Hier bekijken we de verschillende methoden van de natte cupping-therapie. Er zijn twee verschillende methoden.

- De eerste methode, de puncturing and cupping (PC) methode, bestaat uit vijf stappen: afbakening, sterilisatie, prikken, cupping en sterilisatie van de huid.
- De tweede methode is cupping, puncturing and cupping (CPC). Dat bestaat uit zes stappen: afbakening, sterilisatie, eerste cupping, prikken, tweede cupping en sterilisatie van de huid.

De CPC-methode overheerst in de Arabische wereld, terwijl de PC-methode meer globaal verspreid is. De gedetailleerde op feiten gebaseerde analyse van beide methoden onthult veel nieuwe voordelen van de CPC-methode ten opzichte van de PC-methode. Zo heeft de CPC-methode een beter pijnstillend effect en zijn er meer voordelen voor de huid. Tijdens de eerste stap van de natte cupping in de CPC-methode (niet aanwezig in de PC-methode), wordt er een vloeibaar mengsel met causatieve pathologische substanties (CPS) verzameld. Dit is het gevolg van de negatieve druk van de zuigbekers, die het mengsel binnen de huid omhoogtrekt. Deze CPS bevat stoffen die gerelateerd zijn aan het ontstaan, het ontwikkelen en het in stand houden van de ziekte.

CPS verschillen van ziekte tot ziekte. Ze zijn afhankelijk van de oorzaken van de ziekten en het ziekteproces. Het vloeibare mengsel bevat verzamelde interstitiële vloeistoffen met CPS, gefilterde vloeistoffen (uit de bloedhaarvaten) met CPS en gehemolyseerde bloedcellen (gehemolyseerde RBC's, WBC's en bloedplaatjes).

Dat vloeibare mengsel bevat geen intacte bloedcellen. De omvang van de bloedcellen zijn veel groter dan de grootte van de poriën van de huidhaarvaten, en kunnen dus niet worden gefilterd. Het vloeibare mengsel wordt in de daarop volgende stappen volledig uitgescheiden.

(Bron: Methods of Wet Cupping Therapy (Al-Hijamah): In Light of Modern Medicine and Prophetic Medicine El Sayed SM1*, Mahmoud HS2 en Nabo MMH3, 4)

Zodra de beoefenaar het Hijama-punt heeft gekozen waarop hij zich gaat focussen, wordt de mond van een cup rechtstreeks op de huid geplaatst. Vervolgens wordt er een vacuüm gecreëerd, zodat de mond van de cup zich vastklampt aan de huid. De traditionele manier om een vacuüm te creëren is door een klein stukje papier, watten of katoen te verbranden binnen het object,]. Maar het kan ook door het creëren van zuiging door het gebruik van een zuigingspistool of een andere methode.

Andere methoden omvatten bijvoorbeeld het gebruik van één van de nieuwe, moderne machines voor het maken van een vacuüm. Sommige beoefenaars geven de voorkeur aan vuur. Dit gebeurt meestal onder de beoefenaars van de traditionele Chinese geneeskunde. Die beoefenaars hebben de neiging om vuur te gebruiken omdat het element 'vuur' vaak naar voren komt in hun leringen. Het vuur maakt in dit geval niet alleen een vacuüm in de cup, maar wordt ook ingezet voor de meer symbolische en spirituele eigenschappen die vuur vertegenwoordigt.

Welke methode ook wordt gebruikt, de beoefenaar zal de cup voor een paar minuten vastklampen aan de huid. Daarna haalt hij de cup eraf en maakt meerdere kleine oppervlakkige incisies in de huid van de patiënt. Nadat de oppervlakkige incisies zijn gemaakt, wordt de cup weer op de huid geplaatst. Hierdoor blijft het bloed goed stromen, zodat het vrijgeven van de toxines of 'slecht' bloed door de verse oppervlakkige incisie punten door kan blijven gaan.

Deze oppervlakkige insnijdingen moeten zeer licht zijn. In feite zijn het oppervlakkige krassen. Normaal gesproken zien we deze krassen niet met het blote oog. Pas wanneer we een vacuüm creëren zien we de precies lokatie van de krassen.

Het is een enorme misvatting te denken dat er veel bloed getrokken moet worden. Dit is echt niet nodig en kan zelfs schadelijk zijn als dit vaker gebeurt. We halen dezelfde, goede resultaten ook met een kleine hoeveelheid bloed.

Maar wat gebeurt er nu tijdens deze stappen? Dankzij het onderzoek van Methods of Wet Cupping Therapy (Al-Hijamah): In Light of Modern Medicine and Prophetic Medicine El Sayed SM1*, Mahmoud HS2 en Nabo MMH3, 4) kunnen wij dit nu ook wetenschappelijk uitleggen.

De uitleg van de verschillende stappen bij Hijama (natte cupping-therapie)

1. Ons lichaam bevat voortdurend potentieel schadelijke bijproducten van de stofwisseling en schadelijke stoffen die het lichaam zelf aanmaakt. Deze schadelijke stoffen kunnen continu worden gevormd binnen de cellen, en ze worden uitgescheiden in het plasma en het lichaamsvocht. Deze vloeistoffen zijn continue in uitwisseling met ons bloed. Dit uitwisselingsproces treedt vooral stroomafwaarts op van kleine slagaders in de haarvaten en plekken net naast deze aders. Weefselvloeistoffen die gefilterd zijn uit de wanden van de haarvaten kruisen de ruimten tussen de cellen waar zich plasma en lichaamsvocht bevindt. Zo krijgen ze toegang tot de lymfatische haarvaten, die het bloed zuiveren. Hierna keren de vloeistoffen terug naar het vaatstelsel.

Op basis van het voorafgaande, levert cupping therapie, onder normale omstandigheden, een preventief voordeel op. Het maakt de ruimte waar plasma en lichaamsvocht zich verbinden, ook wel de interstitiële ruimte genoemd, vrij van schadelijke of lichaamsvreemde stoffen en afvalproducten.

2. Bij aandoeningen die veroorzaakt worden door een bepaalde ziekte zijn de stoffen die de ziekte erger maken (ontstekings-cellen, giftige stoffen, bacteriën, schadelijke biologische of chemische stoffen), vaak zichtbaar op specifieke plekken in het lichaam. Deze plekken zijn afhankelijk van het type en het stadium waarin de ziekte zich bevindt. Op deze plekken kan cupping-therapie worden toegepast om de afvoer en de ver-wijdering van de CPS mogelijk te maken en om de hoeveel-heid overtollig vocht te verminderen. Hiervoor wordt druk uit-geoefend op het plasma en het lichaamsvocht in de ruimte tussen de cellen.

3. Bepaalde factoren beïnvloeden de samenstelling van de vloei-stoffen tussen de cellen: oedeem in brandwonden of het ont-staan van de eerste zwelling bij ontstekingen. Op basis van het identificeren van die factoren kunnen aandoeningen, die gepaard gaan met pijn, profiteren van de cupping-therapie omdat de vloeistoffen met de bovengenoemde CPS worden verwijderd.

4. Zenuwuiteinden nemen prikkels waar die een schadelijke in-vloed op het organisme kunnen hebben. Dit uit zich in pijn. Dit is het geval bij weefselschade of een ontsteking.

5. De functies die de uitscheidingsmechanismes van de huid hebben, zijn afhankelijk van de structuur van het weefsel en de grote oppervlakte van de huid. Onze huid scheidt vele me-dicijnen, zware metalen, chemicaliën en natuurlijke gifstoffen uit. De huid kan medicijnen omzetten en heeft een anti-oxidante functie. De zweetklieren kunnen ook functioneren als uitscheidingsmechanisme. De huidbarrière vertraagt de uit-

scheiding van de opgebouwde gifstoffen. Huidschade verstoort het uitscheidingsmechanisme van de huid door het vasthouden van medicijnen en chemische stoffen, die zijn ontstaan tijdens de stofwisseling. Op basis daarvan is cupping-therapie zeer nuttig aangezien het de barrière van de huid opent en het de rol van het huideigen uitscheidingsmechanisme bevordert.

6. Pijn ontstaan omdat de bloeddruk tussen de cellen omhoog gaat en door een verhoogde hoeveelheid neurotransmitters. Neurotransmitters zijn chemische stoffen die van zenuwprikkels overbrengen. Op basis daarvan kan cupping-therapie op deze plaatsen vloeistoffen verwijderen, de ruimten tussen de cellen legen, de bloeddruk verlagen en CPS uitscheiden.

Tweede stap van de natte cupping-therapie (waarbij er zowel bij de PC- als de CPC-methode in de huid wordt geprikt).

1. De schade aan de huid (zoals wij dat toebrengen tijdens de natte cupping-therapie) veroorzaakt in de eerste 10 minuten een onmiddellijke toename van de doorlaatbaarheid van de haarvaten. Vervolgens begint een vertraagde toename van de doorlaatbaarheid, dit houdt ongeveer een uur aan. Stoffen die bepaalde chemische reacties tegengaan (antihistaminica) zijn van invloed op het eerste fenomeen, maar niet op het tweede.

2. Met de CPC-methode verzamelen vloeistoffen zich na de eerste stap van de cupping net onder het huidoppervlak. Daar worden ze bewaard en ze zijn klaar om te worden onttrokken

uit de huid wanneer deze wordt aangeprikt. Dit in tegenstelling tot de PC-methode, daar wordt niets verzameld. Het verwonden van de huid leidt tot opening van de huidbarrière. Door een verwonding aan de haarvaten leiden beide cupping-methoden tot bloeden.

3. Een verhoogde vloeistofdruk tussen de cellen kan pijn veroorzaken doordat zenuwen bekneld raken. Bij de CPC-methode worden vloeistoffen (vocht tussen de cellen en de gefilterde vloeistoffen) onder het huidoppervlak verzameld. En er is een lagere vloeistofdruk tussen de cellen waardoor de pijn minder wordt. Hierdoor is in de huid prikken bij de CPC-methode minder pijnlijk.

4. De door de CPC-methode verzamelde vloeistoffen bevinden zich dichter bij het huidoppervlak dan het bloed in de haarvaten. Dit is zowel bij van binnenuit als van buitenaf het geval. Bloed van de gewonde haarvaten vermengt zich met de verzamelde vloeistoffen (vocht van tussen de cellen en de gefilterde vloeistoffen) onder het huidoppervlak. Het zodanig veranderde bloed, dat door de huid via de oppervlakkige snij-wonden tijdens de natte cupping-therapie naar buiten komt, is een mengsel van de gefilterde verzamelde vloeistoffen en het bloed uit de haarvaten. In de PC-methode komt er snel vers bloed uit, want er is geen voorafgaande collectie van vloeistoffen om de doorstroming te vertragen. Er wordt zo weinig weefselvloeistof vermengd met het bloed, aangezien er geen gefilterde vloeistof uit de haarvaten of vocht uit de cellen verzameld wordt bij deze stap in de PC-methode. Met

andere woorden, er was tot nu toe geen bloed uitklarend effect met de PC-methode.

5. Schade aan de vaatwand (zoals bij de aanprikkende stap van natte cupping-therapie) stimuleert bepaalde mechanismen, zoals bloedstolling, die bloedverlies voorkomen. Bij de beschadigde cellen ontstaat tromboplastine, dit zorgt voor stolling.

6. De bloedstolling verloopt in drie fases:

    a) Tijdens de eerste fase van de stolling trekt het bloedvat samen en wordt er een klein korstje aangemaakt. De primaire stolling is vooral afhankelijk van de samenstelling en werking van de vaatwand. En van het aantal en de werking van zowel de bloedplaatjes (trombocyten) als de Von Willebrandfactor (VWF).

    b) De secundaire bloedstolling. Tijdens de tweede fase van de stolling wordt de werkelijke korst aangemaakt, die moet heel stevig zijn. Het zorgt ervoor dat de bloeding goed wordt gestelpt. De secundaire stolling is afhankelijk van allerlei stollingsfactoren. Factor VIII (8) en IX (9) spelen hierin een belangrijke rol.

    c) De fibrinolyse. Tijdens de slotfase wordt het stolsel opgeruimd nadat de vaatwand zich voldoende hersteld heeft. Hier zijn ook allerlei stollingsfactoren voor verantwoordelijk.

Het korstje dat tijdens de primaire bloedstolling wordt gemaakt is niet stevig genoeg om het bloed goed tegen te houden en het gat in je vaatwand dicht te maken. Het korstje moet nog veel sterker worden gemaakt! Daar is fibrine voor nodig, die in de secundaire bloedstollingsfase wordt aangemaakt. Fibrine is een eiwit dat een netwerk vormt in het stolsel, als een soort netje waaraan de bloedplaatjes kunnen blijven hangen en vastplakken. Op basis van dit bovenstaand beschreven natuurlijke proces brengt een goede uitvoering van natte cupping-therapie geen risico's van bloeden of ernstige bloedingen met zich mee.

- Bij de CPC-methode gaat omhoogkomend bloed van de gewonde haarvaten op weg naar de aangeprikte plaats op het huidoppervlak. Daar komt het in contact met de verzamelde vloeistoffen die het bloeden belemmeren en de stolling verbeteren. Bij de PC-methode gebeurt het tegenovergestelde: het bloed komt er direct uit omdat het geen eerder verzamelde vloeistoffen passeert.

- Het aderlaten tijdens natte cupping-therapie gebeurt op het niveau van de haarvaten: de huidsnijwonden tijdens de therapie zijn oppervlakkig van aard. De diepte van het huidprikken bij cupping-therapie is slechts enkele millimeters, tenzij een oppervlakkige ader is verwond. Maar dan is het een slecht uitgevoerde cupping-behandeling.

  Hierdoor kan capillair aderlaten tijdens cupping-therapie de doorbloeding van de haarvaten verbeteren, bijproducten van de stofwisseling afvoeren en de mate van verstopping van de haarvaten verlichten.

Derde stap van natte cupping-therapie (tweede cupping)

1. Bij de CPC-methode, wanneer een tweede vacuüm druk wordt toegepast tijdens de cupping-therapie, worden verzamelde

vloeistoffen vermengd met bloed in de huid. Vervolgens wordt het mengsel via de verwondingen uit de huid gezogen. Gefilterde vloeistoffen vervangen dan snel, in de ruimten tussen de cellen, de vloeistoffen die eruit zijn gehaald en vervolgens worden deze uitgescheiden.

2. Bij de PC-methode worden aangeprikte plaatsen (de wonden) meestal aangetikt om bloed te onttrekken. Bij de CPC-methode is de tweede cupping vacuüm voldoende om de verzamelde vloeistoffen van binnen de huid uit te scheiden. Het is dan niet noodzakelijk om tegen wonden te tikken.

3. Wanneer de tweede vacuümdruk wordt toegepast tijdens de cupping-therapie, zorgen de trekkrachten voor meer doorlaatbaarheid van de haarvaten.

4. Bij de CPC-methode, wanneer de tweede vacuümdruk wordt toegepast tijdens de cupping-therapie, is er een toegenomen filtratie aan zowel de kant van de slagaders als aan de kant van de aders van de haarvaten.

5. Dit leidt tot continue uitscheiding van substanties die aandoeningen veroorzaken. Bij de tweede cupping-stap van de CPC-methode komt, door het zuigeffect, al het verzamelde vochtmengsel samen met wat bloed in de cups terecht.

6. Bij de PC-methode is er geen eerder verzamelde vloeistof. Er wordt geen verheffing van de huid gevormd. De stap van de enkele cupping zorgt ervoor dat vers bloed gemengd wordt met enkele weefselvochtcellen. Een toegenomen filtratie, zowel aan de kant van de slagaders als aan de kant van de haarvaten, treedt op bij de afvoer van de haarvaten. Dit is geen normale situatie.

a. Het zuiveren van de ruimten tussen de cellen, de lymfatische vaten en de bloedhaarvaten die overtollig vloeistof afvoeren, komt meer voor bij de CPC-methode dan bij de PC-methode. Bij de PC-methode kunnen wondsluitingen, bloedingen en vocht tussen de cellen gedeeltelijk de overdracht van de negatieve druk binnen de cups naar rondom de haarvaten tegenwerken. Dit kan de filtrerende kracht op de huidhaarvaten verminderen, waardoor er minder bloed wordt vrijgemaakt.

7. Bij de CPC-methode is de huid al omhooggetrokken voor de punctiestap. Daarom worden er, wanneer een tweede vacuumdruk ongeveer 10 minuten wordt toegepast tijdens de cupping-therapie, gefilterde vloeistoffen (gemengd met wat traumatisch bloed) binnen de omhooggetrokken huid voortdurend verwijderd (hoog bloedverwijderend effect).

8. De laatste cupping-stap van de PC-methode (minder dan 10 minuten) is de evacuatie van de omhooggetrokken huid en daarna het opvullen van de omhooggetrokken huid door middel van gefilterde haarvatvloeistoffen. Dit vermindert bij de PC-methode de vrijgave van bloed door de haarvaten.

9. Bij de CPC-methode is er al sprake van verzamelde vloeistoffen onder de omhooggetrokken huid. Die worden gevormd voordat de huid aangeprikt wordt. Bij de PC-methode begint de vloeistofcollectie pas na de punctie van de huid en daarna wordt cupping toegepast om de huid omhoog te trekken.

10. Trekkrachten die op poriën in de haarvaten ontstaan door de sterke aanhoudende negatieve zuigdruk op de huid, kunnen

zuigkrachten merkbaar tegen hun porie-grootte doen toenemen. Hierdoor ontstaat er meer filtratie van vloeistof door oplosbare elektrolyten (kleine mineraaldeeltjes) en colloïdale stoffen (grote deeltjes zoals plasma-eiwitten).

11. De druk van cupping-therapie is negatief en drijft vloeistoffen af van het bloedvat tot buiten de haarvaten.

12. Eerst zal de hoge onderdruk van cupping-therapie bij de CPC-methode zorgen voor verminderende absorptie aan de afvoerende kant van de haarvaten (van binnen de cups, via huidpuncties naar rondom de huidhaarvaten). Daarrna stopt de absorptie en treedt vloeistoffiltratie op aan de kant van de aders van de haarvaten (dit is het tegenovergestelde van de natuurlijke staat). Meer vloeistoffiltratie vindt plaats aan de kant van de slagaders van de haarvaten (dat is een versterking van de natuurlijke staat). Hierdoor ontstaat een betere afvoer van vocht en afvalstoffen, een lagere bloeddruk en een verbeterde bloedsomloop.

13. Minder volume in de bloedhaarvaten in het gecupte gebied en de negatieve zuigdruk, kunnen samen leiden tot een afname van de druk op de vaatwanden (hydrostatische druk) in het gecupte gebied. Dit kan ervoor zorgen dat er meer bloed naar de lokale haarvaten in het gecupte gebied wordt gemobiliseerd. En dat leidt dus weer tot een verbeterde bloedsomloop in de haarvaten en een hogere vrijgave van bloed door cupping.

14. De zuiging van weefselvloeistoffen tussen de cellen, veroorzaakt door de negatieve vacuüm zuigkracht, kan ook een positieve invloed hebben op de weefselvloeistoffen tussen de cellen in de nabijgelegen gebieden. De continue toegepaste

negatieve druk, die gedurende een paar minuten in het ge-cupte gebied plaats vindt, kan dit faciliteren. Het proces van afvoer van de vloeistoffen wordt, door zeer oppervlakkige krasjes, via cupping voortgezet. Met als resultaat een betere afvoer van het tot stilstand gekomen vocht tussen de cellen.

15. Bij het oplossen van verstopt bloed kan de CPC-methode beter zijn dan de PC-methode. Verstopt bloed heeft een andere kleur en bevat een verzameling van cellulaire afvalproducten. Dat zijn gifstoffen en stoffen die ontstekingen veroorzaken e. Tijdens de CPC-methode van natte cupping-therapie, verliest verstopt bloed zijn vloeistoffen en afval door de filtratie. Dit verhelpt een groot deel van de verstopping. Bij de PC-methode vindt er geen filtratiestap plaats voor het puncteren van de huid, waardoor er geen extra vocht van verstopt bloed wordt uitgescheiden. Het zuigeffect zorgt dan voor stimulatie, zodat in plaats daarvan meer vers bloed naar de traumaplek komt

16. Bij de CPC-methode van de natte cupping-therapie worden afvalproducten en enige hoeveelheid lymfe afgevoerd in de haarvaten, die verantwoordelijk zijn voor de afvoer van het overtollige vloeistof (lymfatische haarvaten). Deze afvalstoffen worden afgevoerd, samen met de vloeistoffen die onder het effect van zuigdruk naar buiten komen door insnijdingen in de huid. Dit vereenvoudigt de lymfedrainage en het verbetert de lymfatische circulatie. Bij de PC-methode kan het volume aan verzamelde vloeistoffen mogelijk lager uitvallen omdat het optrekken van de huid later plaatsvindt.

17. Het opzuigen van weefselvloeistoffen tussen de cellen door een continue negatieve vacuüm zuigkracht, kan de doorlaatbaarheid van de haarvaten verhogen. Dit is het gevolg van trekkracht veroorzaakt door zuigkracht. Hierdoor kunnen meer vloeistoffen, die stoffen bevatten die de bloedwaarden in balans houden zoals crystalloïden en colloïden, gefilterd worden uit bloedhaarvaten grenzend aan de ruimten tussen de cellen.

18. De door cupping veroorzaakte toename van de doorbloeding van de haarvaten kan mogelijk meer bloedtoevoer naar de gecupte ruimte stimuleren. Hierdoor stijgen de vloeistoffiltratie en de uitscheiding via de zeer oppervlakkige huidincisies. Dit kan helpen bij de verbetering van de bloedsomloop, zowel lokaal als van het gehele lichaam. Maar het helpt ook bij de verbetering van de hoeveelheid bloed dat door de haarvaten in het

    weefsel stroomt, dit zorg voor de verbetering van de zuurstofvoorziening van de cellen, de verbetering van de bloedopname van de aders en ook voor de verbetering van de bloeddoorstroming.

Bron: *Methods of Wet Cupping Therapy (Al-Hijamah): In Light of Modern Medicine and Prophetic Medicine.*

Na het einde van de wet cupping-therapie

1. Verwijdering van de CPS en de bloedverstopping kan meteen de onderliggende oorzaak van de lokale ontsteking, de gevoeligheid en de pijn verlichten. Je kan het vergelijken met het

medische beginsel van het verwijderen van een abces. Dit kan het onderliggende samentrekken van de spieren verbeteren, zonder dat er een pijnlijke onvrijwillige spiersamentrekking plaatsvindt. De afvoer van verstopt bloed verbetert de lokale doorbloeding en de lymfatische circulatie in dit gebied.

2. Afvoer van vocht tussen de cellen en gefilterde vloeistoffen via huidsnijwonden verwijdert en vermindert de opname van deze vloeistoffen en hun afvalstoffen via de aderkant van de haarvaten.

3. Na het beëindigen van een cupping-therapiesessie zal geleidelijk een nieuw helder weefselvloeistof worden gevormd door filtratie van vloeistoffen van de haarvaten.

4. Verhoging van de lymfatische circulatie (de afvoer van overtollige vloeistoffen) treedt op als gevolg van lymfedrainage in grotere lymfevaten. De aanwezigheid van lymfatische kleppen voorkomt dat deze overtollige vloeistoffen weer terugvloeien.

5. Uitscheiding via natte cupping-therapie houdt met meerdere factoren rekening. Ten eerste selecteert het kleine deeltjes met een grootte die kleiner of gelijk zijn aan de poriën van de haarvaten. Daarbij houdt het ook rekening met de factor druk, de toegepaste tijd en het aantal cups dat gebruikt wordt tijdens de therapie. Met andere woorden: de uitscheiding is afhankelijk van de grootte, de druk en de tijdsduur.

6. De vlekkige bloeding die zichtbaar is na de therapie verdwijnt binnen een paar dagen en alle bijwerkingen van cupping zijn omkeerbaar.

7. Het bloed en het vocht tussen de cellen wordt beter gezuiverd na het beoefenen van de CPC-methode dan na het beoefenen van de PC-methode.

Wat zijn de voordelen van Hijama oftewel cupping?

In maart 2011 werden drie systematische reviews geanalyseerd om de effectiviteit van natte en droge cupping te bepalen. Bij twee van de drie bleek enig bewijs aanwezig voor de effectiviteit van cupping bij pijn. Gunstige effecten werden getoond wanneer de natte cupping werd gecombineerd met aanvullende conventionele behandelingen. Een studie om te evalueren wat de doeltreffendheid van cupping-therapie is bij reumatoïde artritis werd uitgevoerd door S.M. Ahmed en zijn collega's. In het kort concludeerden ze dat natte cupping (Hijama) in combinatie met een conventionele medische-therapie verscheidene voordelen heeft. Het vermindert de laboratoriummeetpunten van de ziekte-activiteit aanzienlijk.

Het moduleert ook de immune cellulaire conditie, met name het aangeboren immuunrespons NK celpercentage.
(S.M. Ahmed, Madbouly, Maklad, Abu-Shady, 2005).
Met behulp van een pre-post onderzoeksopzet werden 70 patiënten met chronische spanningshoofdpijn of migraine behandeld met natte cupping. Drie primaire uitkomstmeetpunten werden beschouwd bij aanvang van de behandeling en drie maanden na de behandeling. Het ging daarbij om:
- de ernst van de hoofdpijn,

- het aantal dagen per maand dat er hoofdpijn ondervonden werd, en
- het gebruik van medicatie.

Resultaten suggereren dat, ten opzichte van de aanvang, de ernst van de gemiddelde hoofdpijn met 66% daalde na de natte cupping-behandeling. Behandelde patiënten ondervonden ook het equivalent van 12,6 minder dagen hoofdpijn per maand. We kunnen concluderen dat natte cupping tot klinisch relevante voordelen leidt voor eerstelijnszorg patiënten met hoofdpijn. De mogelijke achterliggende mechanismen die zorgen voor de effectiviteit van natte cupping, evenals de richtingen voor toekomstig onderzoek, moeten worden besproken.

Er is enig bewijs dat natte cupping effectief is in de behandeling van niet-specifieke pijn in de onderrug. Onderzoeken hebben ook enig bewijs getoond dat het effectief kan zijn bij de behandeling van postherpeutische neuralgie. Er is geen wetenschappelijk bewijs dat suggereert dat Hijama voordelen heeft voor de gezondheid bij de behandeling van kanker. (Bron: Wet cupping therapy for treatment of herpes zoster: a systematic review of randomized controlled trials van Huijuan Cao, PhD Student, Chenjun Zhu, PhD Student en Jianping Liu, PhD, MD Professor).

Op basis van openbare rapporten omtrent onderzoek over natte cupping behandelingsmethoden werd in 2001 het boek Ad-ust Dawa'ul door Muhammad Amin Sjaikhu geschreven. De wetenschapper uit Damascus nam de volgende uitkomsten waar (300 gevallen):

1. in het geval van hoge bloeddruk, daalt de bloeddruk tot normale grenzen;
2. in het geval van een lage bloeddruk, steeg de bloeddruk naar normale grenzen;
3. in 92,5% van de gevallen trad een daling van de bloedsuikerspiegel op bij mensen met diabetes;
4. de hoeveelheid urinezuur in het bloed liet in 83,68% van de gevallen een daling zien;
5. met betrekking tot de blauwe plek waar het bloed werd uitgetrokken, bleek dat de vreemd gevormde erytrocyten die erin zitten niet normaal functioneren of interfereren met de prestaties van andere cellen.

Is Hijama effectief?

Veel patiënten zweren bij andere alternatieve genezingsmethoden zoals acupunctuur of het gebruik van chiropractor. Degenen die zowel beoefenaar zijn als zelf profiteren van Hijama staan in voor de genezende effecten ervan. Natte cupping opent de poriën van de huid, helpt de bevordering van de bloedcirculatie en verwijdert schadelijke toxines uit de ongezonde focuspunten verwijdert. Door dit alles bevordert cupping het gebruik van energie en evenwicht in de bloedbaan van de patiënt.

De behandeling verwijdert voorzichtig en veilig toxines, ongewenste chemicaliën en ander afvalmateriaal uit het bloed van de patiënt. Natte cupping helpt ook de hersteltijd te versnellen van patiënten die te maken hebben gehad met chirurgie, therapie of ziekte. Wanneer goed uitgevoerd, zal de praktijk van natte cupping geen beken-de bijwerkingen veroorzaken en helpt het ons bij het beheersen en het genezen van vele ziekten zoals infecties, hypertensie, vaatziekten, chronische pijn, en zelfs onvruchtbaarheid.

Het is meer dan slechts een remedie voor ziekte, aangezien het een gezonde doorbloeding bevordert en regelmatig toxinen verwijdert. Hijama wordt ook beschouwd als een preventieve methode voor het voorkomen van ziekten. Geschat wordt dat bijna 70% van de ziekten of aandoeningen kunnen worden getraceerd aan de hand van het falen van ons lichaam om het bloed te laten circuleren. Daarnaast betekent de aanwezigheid van toxines en andere onzuiverheden in ons bloed dat ze blijven circuleren samen met ons gezonde bloed. Het is als een vicieuze cirkel, als we de giftige afvalstoffen uit het bloed niet verwijderen, blijven de toxines in het bloed circuleren. Dat betekent vervolgens dat we meer vatbaar zijn voor verschillende ziekten of aandoeningen en dat we minder snel herstellen van chi-rurgie, therapie of andere ziekten. Het hebben van een goede balans in het bloed betekent dat toxines regelmatig verwijderd moeten worden, iets wat cupping heel effectief doet. In feite beschouwen velen Hijama als de beste manier om giftig afval uit de bloedstroom te verwijderen wat resulteert in een gezonder, evenwichtiger en een goed functionerend lichaam.

Waar kan Hijama worden uitgevoerd?

Hijama kan worden beoefend op vijf verschillende manieren:

Op de triggerpoints, pijnplekken of Ashi-punten. De pijn die mensen op een bepaalde plaats voelen is vaak een signaal van het lichaam dat er een blokkade op dat punt is. In het volgende hoofdstuk zullen we je meer leren over triggerpoints en Ashi-punten.

We kunnen Hijama uitvoeren op de organen en deze beïnvloeden. We proberen om de organen te stimuleren of om ze te kalmeren. Als bijvoorbeeld de schildklier te hard werkt, moeten we deze kalmeren. Als het te langzaam werkt, moeten we deze activeren.

Op de meridianen. Hijama kan worden uitgevoerd op één van de twaalf belangrijke meridianen van het lichaam. In het volgende hoofdstuk leer je meer over de meridianen.

De gebieden tussen de schouderbladen en de vierde tot achtste borstwervels behoren tot de meest gangbare geselecteerde plekken voor Hijama. In veel opleidingen van alternatieve geneeskunde staat deze plek bekend als het 'zwaartepunt' van het lichaam. Deze regio bevindt zich het dichtst bij de centrale lymfeklieren van het lichaam zoals de hals, de oksels, de borst, de buik, de lymfatische keten en ook de thymus. Hijama op deze plekken uitvoeren stimuleert het immuunsysteem. In deze studie geloofden de meeste deelnemers dat Hijama kon worden toegepast op alle dagen van de week en dat er geen verschil zou zijn in de gevolgen en voordelen van de behandeling.

De zogenaamde Sunnah-punten. Deze Sunnah-punten verwijzen naar de punten waarover onze Profeet (vrede zij met hem) heeft gezegd dat zij heilzaam zijn voor sommige kwalen.

Hoewel er verschillende 'Hijama-punten' zijn, worden door de meeste beoefenaars de meest voorkomende focuspunten gebruikt (zie hieronder). Cupping kan bijna overal op het lichaam worden uitgevoerd, behalve op de onderbuik en een aantal gebieden die naast de aders liggen. Cupping-therapie wordt meestal uitgevoerd op de exacte plek van een kwaal, het probleem of de pijn.
Sommige beoefenaars geven er de voorkeur aan vast te houden aan wat als de zes ideale of optimale Hijama-punten op het lichaam worden beschouwd.

In plaats van de kwaal, de pijn of het probleem bij de bron te isoleren, geloven zij dat als zij zich op deze zes punten concentreren, het in wezen het cardiovasculair systeem en de bloedbaan van de patiënt zal 'zuiveren' door het probleem van binnenuit te verhelpen. Ongeacht welke therapie er wordt gebruikt, het uiteindelijke doel blijft in beide gevallen het voorkomen en het genezen van de problematische pijn van de patiënt.

Waarschuwing: wanneer cupping niet gewenst is. Hoewel het een zachte en een niet-invasieve procedure is, die bij de meeste patiënten routinematig en veilig kan worden uitgevoerd, is natte cupping niet voor iedereen geschikt. Hier zijn enkele eenvoudige richtlijnen bij de overweging om niet te cuppen:

> **Kinderen.** Natte cupping-therapie moet niet zonder reden of simpelweg om preventieve redenen worden uitgevoerd op zuigelingen. We moeten zeer voorzichtig zijn met baby's of

zeer jonge kinderen en dienen hen niet te behandelen zoals wij een volwassene zouden behandelen.

- ➢ **Senioren.** Hijama kan worden toegepast op ouderen, maar we moeten zeer voorzichtig zijn.
- ➢ **Zwangere vrouwen.** We zijn momenteel niet op de hoogte van alle effecten van Hijama op zwangere vrouwen. Daarom moeten we voorzichtig zijn en Hijama in zijn geheel niet toepassen of alleen op bepaalde locaties aan het eind van hun zwangerschap.
- ➢ **Patiënten die anti-stollingsmedicatie gebruiken of zogenaamde bloedverdunners.** Deze medicijnen kunnen het stollen van het bloed verhinderen en kunnen leiden tot ernstige bloedingen die zelfs dodelijk kunnen zijn. Elke beoefenaar moet worden getraind in het identificeren van anti-stollingsmedicatie. Aan elke patiënt moeten gevraagd welke andere medicijnen zij mogelijk gebruiken. Patiënten die gebruikmaken van anti-stollingsmedicatie moeten tenminste twee dagen vóór de behandeling stoppen met de medicatie. Waarschuwing: voordat je stopt met medicatie, moet je dit natuurlijk wel eerst overleggen met je arts.
- ➢ **Patiënten met huidproblemen.** Als je ziet dat je patiënt rosacea, eczeem of een andere huid- of dermatologische problemen heeft in de gebieden die de patiënt wil cuppen, wacht dan totdat zij genezen zijn voordat de procedure wordt uitgevoerd.
- ➢ **Patiënten met bestaande aandoeningen.** Dit zijn patiënten die bijvoorbeeld worden behandeld voor bloed- of bloedingsstoornisse of kanker. In geval van twijfel, laat je de pati-

ent contact opnemen met de behandelend arts voordat je Hijama uitvoert.

> **Patiënten in nood.** Zo nu en dan zullen we patiënten zien die uitgeput zijn, fysiek ziek zijn, met verkoudheid of griep kampen of zelfs dronken of onder invloed zijn van op recept verkregen medicatie.

> **Patiënten met aankomende sociale verplichtingen.** De uitvoering van natte cupping produceert rond het punt van de behandeling een grote, ronde, verkleurde 'zuigzoen'. Afhankelijk van de leeftijd, gezondheid en helende eigenschappen van de patiënt, kunnen deze enkele uren tot meerdere dagen zichtbaar blijven. Waarschuw hen van tevoren, dat ze zich hiervan bewust moeten zijn, zeker indien ze een sociale verplichting hebben.

Wees je in het algemeen bewust van bestaande aandoeningen en/of de gemoedstoestand van je patiënt. Natte cupping wordt het best ontvangen als de patiënt in een staat van bewustzijn, rust en aanvaarding is.

Natte cupping voor vrouwen

Sommige beoefenaars verklaren dat Hijama niet voor vrouwen geschikt is omdat zij menstrueren. Vanuit mijn oogpunt is dit niet juist omdat onze Profeet (vrede zij met hem) heeft gezegd dat Hijama een geweldige helende methode is voor de mensheid. Daarom is Hijama geschikt voor mannen en vrouwen. Ook moeten wij begrijpen wat de menstruatie inhoudt, voordat er zulke verklaringen kunnen worden gegeven. Ongeveer éénmaal per maand verlaat een klein eitje een van de eierstokken - een proces dat ovulatie wordt genoemd - en reist door een van de eileiders naar de baarmoeder.

In de dagen vóór de eisprong stimuleert het hormoon oestrogeen de baarmoederbedekking om extra bloed en weefsel op te bouwen waardoor de wanden van de baarmoeder worden voorzien van een extra dikte en demping. Dit gebeurt om de baarmoeder voor te bereiden op een zwangerschap. Als de eicel wordt bevrucht door een spermacel, reist het naar de baarmoeder en hecht het zich aan de gedempte wand van de baarmoeder waar het zich langzaam tot een baby ontwikkelt.

Als het eitje niet bevrucht wordt, hecht het niet aan de wand van de baarmoeder. Wanneer dit gebeurt werpt de baarmoeder de extra weefselbedekking af. Het bloed, het weefsel en de onbevruchte eicel verlaten de baarmoeder om vervolgens via de vagina het lichaam te verlaten. Dit is menstruatie. Het is een reinigingsproces van de baarmoeder en de voorbereiding voor de volgende mogelijke bevruchting. Dit proces is een schoonmaakmethode van de baarmoeder en heeft niets te maken met de genezende processen in het lichaam.

Het is belangrijk om op te merken dat vrouwen tegenwoordig een heleboel gezondheidsproblemen kunnen hebben en daarom de behoefte kunnen hebben om Hijama te gebruiken. Vrouwen moeten leren om Hijama te beoefenen om ook andere vrouwen te kunnen helpen.

Jabir ibn Abdullah (R.A.) meldde dat Umm Salama (moge Allah tevreden zijn met haar) toestemming vroeg aan de Boodschapper (vrede zij met hem) om natte cupping te ondergaan. De Boodschapper (vrede zij met hem) gaf vervolgens Abu Taiba (moge Allah tevreden zijn met hem) de opdracht haar te cuppen. Jabir ibn Abdullah (moge Allah tevreden zijn met hem) zei: "Ik denk dat Hij (vrede zij met hem) zei dat Abu Taiba (R.A.) haar broer is via borstvoeding of een jonge jongen die niet de puberteit heeft bereikt." (Sahih Moslim (5708), Abu Dawud (4102), Sahih ibn Majah (3480).

Zijn Hijama en aderlating hetzelfde?

Veel mensen denken dat Hijama hetzelfde is als aderlating. Mensen bezoeken daarbij een artsenpraktijk om bloed te geven. Maar Hijam is niet hetzelfde. Het bloed dat door onze aders stroomt is grotendeels 'goed' bloed dat betrokken is bij oxygenatie. Daarnaast bezit het mineralen en al het andere wat ons lichaam nodig heeft. Dat is niet hetzelfde als het bloed dat we onttrekken via Hijama.

Tot slot

Oud in zijn beoefening, mystiek in zijn helende eigenschappen, maar eindeloos gunstig in deze moderne wereld vol van toxines en ongezonde levensstijlkeuzes. Hijama - of 'natte cupping' - belooft een groot aantal voordelen voor degenen die ervoor kiezen het te beoefenen.

Hopelijk zal deze korte introducerende tekst je helpen om Hijama beter te begrijpen - de geschiedenis, het gebruik ervan, de praktijk en de voordelen - zodat je een betere, gelukkigere en meer effectieve Hijama-beoefenaar kunt zijn.

Hoofdstuk 2

Onderwijs is essentieel

Wat wij zullen behandelen in dit hoofdstuk:

- ➤ Je kennis up-to-date houden.
- ➤ Je patiënten hebben ook kennis nodig.
- ➤ Ken de twaalf belangrijkste systemen in het menselijk lichaam.
- ➤ Genees je lichaam, genees jezelf.
- ➤ Weet wat Hijama doet voor het menselijk lichaam.

Hoewel Hijama een oude kunst is, zou je als een moderne 'natte cupping'-therapeut goed op de hoogte moeten zijn van up-to-date informatie met betrekking tot de uitvoer ervan. Dit omvat niet alleen de vele voordelen die Hijama biedt voor de gezondheid en het informeren van je patiënt hierover, maar ook op de hoogte blijven van alle nieuwe baanbrekende technieken die zich zo nu en dan voordoen.

Deze kunnen afkomstig zijn van nieuwe technologieën die worden ingevoerd in het vakgebied of via extra oefening en lessen van je kant. Maar ook door gebruik te maken van de wijsheid van andere therapeuten die de techniek gebruiken en hun advies aanbieden door zich op te stellen als thought leaders in deze oude kunst.

Hoewel velen het zouden beschouwen als een 'alternatieve' geneeswijze of een Sunnah, moet elke beoefenaar van Hijama zich houden aan dezelfde hoge standaard van zorg als een arts of specialist die meer traditionele of invasieve chirurgische ingrepen of andere behandelingen uitvoert.

In dit hoofdstuk komen de verschillende manieren naar voren om door middel van educatie de "E" in de Hijama HEART methode te kunnen plaatsen.

Je kennis up-to-date houden

Het volgen van trends en het lezen over de nieuwste therapieën of technologieën kunnen je voorzien van de kennis die je nodig hebt om Hijama veilig en effectief aan te bieden aan je patiënten. Hoewel Hijama onderdeel van de Sunnah is, moeten we het beoefenen om deze Sunnah levend te houden. Dat wil niet zeggen dat het compleet onschadelijk is. Je moet weten wat je aan het doen bent. Daarom is het nodig een cursus te volgen waarin je van alles leert over Hijama, over hygiëne en alles wat je moet weten over ziekte en gezondheid.

Het is schokkend voor mij om te horen dat mensen zonder enige kennis, Hijama op anderen uitvoeren en als er vervolgens iets slechts gebeurt zich dan verschuilen achter de bewering dat het zijn of haar 'voorbestemd lot' was. In feite zijn dit medische wanpraktijken en een dergelijk persoon kan aansprakelijk worden gesteld bij de rechtbank van het land waarin hij woont en zal ook aansprakelijk worden gesteld in het Hof van Allah.

Hier zijn enkele specifieke en eenvoudige manieren om ervoor te zorgen dat je altijd op de hoogte bent van de meest recente informatie in de wereld van cupping-therapie:

- **Abonneer je op nieuwsbrieven:** een manier om ervoor te zorgen dat onderwijs letterlijk naar je deur, postvak of e-mail wordt verzonden, is om je te abonneren op verschillende nieuwsbrieven over verschillende vakgebieden, alternatieve gezondheid, medische informatie, Islamitische of Hijama natte cupping nieuwsbrieven - hetzij in print of online. Op deze manier ontvang je deze nieuwsbrieven regelmatig.

- **Lees blogs:** in aanvulling op nieuwsbrieven, kun je er ook voor kiezen om je te abonneren op blogs of het actief volgen van verschillende thought leaders en deskundigen in je vakgebied. Zodoende blijf je op de hoogte van de laatste trends, technieken en procedures. Vele prominente of zelfs lokale therapeuten bloggen tegenwoordig ten behoeve van hun patiënten. Andere lezers kunnen hiervan profiteren en zij kunnen een geweldige bron van informatie zijn voor de moderne beoefenaar.

- **Neem lessen:** besteed aandacht aan de mogelijkheden die bestaan in je omgeving voor extra lessen in therapie, veiligheid, ondernemerschap, financiën, time-management. Of andere gebieden die van jou een betere therapeut en beroepsbeoefenaar zullen maken. Vergeet niet: hoe beter we zijn in ons werk - ook in het papierwerk, de facturatie, klantenservice, beleefdheid, officemanagement - des te beter zal dit zijn voor onze patiënten. Permanente educatie op alle gebieden van de medische praktijk is de hoeksteen van een effectieve therapie.

- **Bijwonen van seminars:** seminars, in de avond of in het weekend, in de buurt of op z'n minst binnen een redelijke afstand, kunnen een geweldige manier zijn om nieuwe behandelingsmogelijkheden te ontdekken. Door middel van de praktische ervaring van bewezen professionals in ons vakgebied kunnen we meer leren.

- **Netwerk met andere professionals uit de sector:** ga op zoek naar een groep van lokale, gelijkgestemde vaklieden die genieten van een levenlang leren en netwerken om elkaar op de hoogte te houden van de nieuwste trends en technieken. Dit is één van de meest informele en leukste manieren om een levenslange student, maar ook een deskundige beoefenaar van Hijama te zijn.

- **Plan er tijd voor in:** wanneer je levenslang leren in je planning opneemt, met wekelijkse, maandelijkse en jaarlijkse doelen, dan wordt het een onderdeel van je professionele arbeidsethos in plaats van iets 'extra' of zelfs iets onaangenaams wat je moet doen. Het feit is dat deze beoefenaars, die als experts binnen hun vakgebied worden beschouwd - vooral als gevolg van doorlopend onderwijs in de kunst van cupping - degenen zijn die de meeste patiënten krijgen en daarmee ook de financiële beloningen voor hun inzet en voor hun uitmuntendheid.

Onthoud tot slot dat je onderwijs een doorlopende gewoonte moet zijn en geen eenmalige gebeurtenis. Het behalen van je graad, diploma of certificaat is slechts het begin van je permanente educatie als Hijama-therapeut. Maak er een 'gewoonte' van om zo vaak mogelijk kennis te verwerven zodat je - voor jou en je patiënten – dagelijks iets nieuws leert.

Je patiënten hebben ook kennis nodig

Je moet in staat zijn om je patiënten te leren hoe zijn hun levensstijl en gewoontes kunnen aanpassen om een goede gezondheid te behouden. Dit omvat het delen van je expertise, begeleiding en zelfs persoonlijke gedachten over het volgende:

- **Voeding:** slechte voeding is één van de grootste factoren die bijdraagt aan de 'gifstoffen' die cupping/Hijama onttrekt aan de bloedbaan van de patiënt. Bewerkte voedingsmiddelen, snelle hapjes, junkfood en fastfood bevatten schadelijke chemische stoffen die het menselijk lichaam, geest en ziel op ongekende manieren beschadigen.

- **Hallal versus Tayib:** vaak denken mensen dat als we maar hallal eten dat we dan Islamitisch gezien goed bezig zijn. Helaas is dit niet het geval. Allah zegt in Surah al Baqarah 168: Ya ayyuha alnnasu kuloo mimma fee al-ardi halalan tayyiban wala tattabiAAoo khutuwati alshshaytani innahu lakum AAaduwwun mubeenun.

"O mensen, eet van wat op aarde is toegestaan en het goede en volg niet in de voetstappen van de Satan. Voorwaar, hij is voor jullie een duidelijke vijand". Hierin staat duidelijk dat wij niet alleen het toegestane moeten eten maar ook het goede. Een voedingsmiddel kan toegestaan zijn maar hoeft niet goed te zijn. Bijvoorbeeld een patatje met mayonaise is in principe hallal maar het is niet het goede. Bijna alle voedingsmiddelen zijn tegenwoordig chemisch bewerkt en zitten vol met stoffen die wij niet nodig hebben en zelfs schadelijk zijn. Goede voeding is voeding die onze voorouders aten. Onbewerkt, organisch voedsel. In plaats van de chemicaliën er bij wijze van spreken simpelweg uit te zuigen op regelmatige basis door middel van cuppen, moet je je patiënten leren om in de eerste plaats gezond te eten. Het gaat om het verzorgen van het lichaam en niet om het veroorzaken van schade, hetzij door bewerkt voedsel, slecht voedsel, overeten of uithongeren.

- **Kracht voor aanbidding.** Het is ook belangrijk om te eten om vervolgens voldoende kracht te hebben om de handelingen van aanbidding te kunnen verrichten. Dit wordt bereikt door het eten van gematigde porties en niet door het eten van grote hoeveelheden of jezelf teveel honger te laten lijden. Het wordt gezegd in al-Mawsu'ah al-fiqiyyah (25/332): deel van de etiquette van het eten is om matig te eten en niet om de maag geheel te vullen. Het meest aanvaardbare in dit geval is voor de moslim om de maag te verdelen in drie delen: een derde deel voor eten, een derde deel om te drinken en een derde deel voor lucht. Dit is vanwege de Hadith: "de zoon van Adam vult geen enkel vat erger dan zijn maag. Het volstaat voor de zoon van Adam om een paar happen te eten zodat hij door kan gaan, maar als het toch moet (het vullen zijn maag), dan een derde voor zijn eten, een derde om te drinken en een derde voor lucht." Dat zal leiden tot een mager en licht lichaam want eten wanneer men vol is leidt tot zwaarte, wat men te lui maakt om handelingen van aanbidding te verrichten en om te streven. Als we het hebben over een derde van de maag, dan betekent dit het zich beperken tot een derde van wat men zou moeten eten om vol te raken. Maar al-Nafraawi gaf de voorkeur aan de vorige opvatting vanwege de verschillen tussen mensen. Dit alles is van toepassing op degene die niet verzwakt zullen raken als gevolg van het eten van een portie die minder dan nodig is om helemaal vol te zijn. Anders is het beter om zodanig te eten dat hij energie heeft om te aanbidden en om in een goede fysieke conditie te zijn.

- **Lichaamsbeweging:** een van de natuurlijke lichaamseigen manieren om giftig bloed te reguleren is om aan lichaamsbeweging te doen, te bewegen, te zweten, aan cardio te doen en weerstandsoefeningen uit te voeren. Dit zorgt ervoor dat het bloed wordt rondgepompt en wordt gereguleerd.

- **Rust:** help je patiënten de kracht van natuurlijke, gezonde slaap te begrijpen. Rust is heel belangrijk om het lichaam goed te reguleren. Teveel patiënten reiken naar een slaappil of andere 'hulpmiddelen' die ze gebruiken om elke nacht in slaap te kunnen komen. Leer hen dat zij hun rust op een natuurlijke manier kunnen verkrijgen en dit in overvloed nodig hebben om ongezonde bijwerkingen te voorkomen.

- **Relaties:** gezonde relaties leiden tot gezonde patiënten, maar meestal begint het andersom - gezondere patiënten leiden tot gezondere relaties. Help je patiënten de waarde van positieve relaties en interpersoonlijke vaardigheden te begrijpen en hoe deze betrekking hebben op hun algehele gezondheid.

- **Stress:** veel van onze patiënten zijn angstig, depressief en gestrest. Hun bloed vrijmaken van schadelijke gifstoffen helpt bij het verminderen van ongezonde en ongewilde chemicaliën die hun conditie verslechtert. Een simpele pep-talk over hoe de stress in hun leven te verlichten kan evengoed helpen.

Zoals je kunt zien is Hijama ook een preventie- therapie, want het is ook curatief. Het bevordert ook een diepe, persoonlijke relatie tussen de therapeut en de patiënt. Zij kunnen hun ongebruikelijke invloed gebruiken om iemands leven beter te maken.

De twaalf belangrijkste systemen in het menselijk lichaam.

Als therapeut moet je de twaalf belangrijkste systemen in het menselijk lichaam kennen, waaronder...

1. **Het ademhalingsstelsel:** samengesteld uit de keelholte, het strottenhoofd, de luchtpijp, de bronchiën, de longen en het middenrif. Het ademhalingssysteem is primair verantwoordelijk voor de ademhaling.

2. **Het skelet:** het skelet bestaat uit botten en kraakbeen en haar primaire functie is het creëren van een kader voor de bescherming en de steun van het menselijk lichaam.

3. **Het spijsverteringsstelsel:** bestaat uit de mond (d.w.z. 'de mondholte') de slokdarm, maag, lever, galblaas, alvleesklier, kleine en grote darm en het rectum. Het spijsverteringsstelsel breekt het voedsel dat we eten af en levert vitale voedingsstoffen aan de bloedbaan zodat ze de rest van het lichaam van waardevolle besturingssystemen kunnen voorzien.

4. **De bloedsomloop:** de bloedsomloop van het lichaam, het hart, de haarvaten, slagaders en aders pompen het bloed van en naar het hart en voorzien het lichaam van zuurstof.

5. **Het spierstelsel:** de spieren en pezen van het lichaam vormen samen het spierstelsel. Dat stelsel creëert beweging, regelt de lichaamstemperatuur en helpt in combinatie met het skelet het lichaam te beschermen.

6. **Het urine-systeem:** dit systeem is van vitaal belang om het lichaam te helpen zich te ontdoen van afvalstoffen en het onderhouden van de water- en de elektrolytenbalans. Het urine-systeem bestaat uit de nieren, de blaas en de urinebuis.

7. **Het voortplantingssysteem:** ontworpen voor de voortplanting met als doel nakomelingen te creëren (penis en teelballen bij mannen, eierstokken, baarmoeder en vagina bij vrouwen).

8. **Het endocriene systeem:** samengesteld uit de hypothalamus, de hypofyse, de schildklier en de bijnieren, helpt het endocriene systeem bij het reguleren van het menselijk lichaam en bij het normale proces van groei en ontwikkeling.

9. **Het immuunsysteem:** beschreven als het 'natuurlijke verdedigingssysteem' van het lichaam, vecht het immuunsysteem tegen ziekten en infecties door gebruik te maken van de witte bloedcellen, antilichamen (geproduceerd door de amandelen en de zwezerik), de milt en zelfs het beenmerg.

10. **Het integumentair systeem:** een weinig bekend en weinig gewaardeerd systeem in het menselijk lichaam. Het integumentair systeem is samengesteld uit onze haren en nagels en helpt het lichaam te beschermen tegen ziekten en bevordert het interne evenwicht.

11. **Het lymfestelsel:** bestaande uit de milt, de amandelen, de zwezerik en de lymfeklieren, helpt het lymfestelsel bij het bestrijden van ziekten en het herstel van het chemische evenwicht.

12. **Het zenuwstelsel:** ontworpen om te helpen communiceren via elektrochemische signalen door het hele lichaam. Het zenuwstelsel bestaat uit de hersenen, de zenuwen en het ruggenmerg.

Hoewel de systemen makkelijk van elkaar te onderscheiden zijn, werken alle systemen samen om een evenwicht te creëren in het menselijk lichaam. De natte cupping-therapie richt zich niet enkel op het lichamelijke welzijn van de patiënt maar evengoed op zijn of haar welbevinden.

Wanneer het lichaam in evenwicht is kan de patiënt zich richten op wat goed is in hun leven en op een gezonde, gelukkige, vreedzame en spirituele manier leven. Dit zorgt niet alleen voor een gelukkigere patiënt maar ook voor een beter persoon die in staat is om anderen te helpen en de wereld te verbeteren.

Genezen van je lichaam, genezen van jezelf

Als een Hijama-therapeut moet je het concept van het zelfhelende lichaam begrijpen. Deze filosofie is inherent aan bijna alle alternatieve geneeswijzen. Als therapeuten streven om het lichaam en de patiënt te genezen en ze de hulpmiddelen te geven die ze nodig hebben om zichzelf te kunnen genezen. Wij zijn van mening dat de intelligentie en de gezegende menselijke vermogens om zichzelf te genezen van de meest voorkomende kwalen en klachten, door medicijnen en chirurgie wordt beneveld. Wanneer het namelijk gebruikt wordt om pijn te maskeren of het lijden te vergemakkelijken.

Onze taak is niet noodzakelijkerwijs het 'genezen' van de patiënt, de werkelijke genezer is Allah verheven is hij, maar de patiënt en zijn of haar lichaam de hulpmiddelen te geven die ze nodig hebben om zichzelf te genezen. Kennis is daarom zo belangrijk: kennis over het lichaam, de verschillende processen en systemen, hoe ze samenwerken en communiceren over welke problemen je patiënt momenteel teisteren. Al je dit allemaal begrijpt zal het je hulpmiddelen geven om Hijama effectiever te kunnen gebruiken.

Weten wat Hijama doet voor het menselijk lichaam

Tot slot, als therapeut moet je ziekte en pijn tkennen en begrijpen. Je moet met je patiënt kunnen bespreken hoe Hijama hen het beste kan helpen. Dat betekent dat het belangrijk is niet alleen kennis te hebben over de voordelen van Hijama, maar ook te weten wat het doet voor het menselijk lichaam.

Door het lichaam van de patiënt te bevrijden van 'slecht' bloed, geproduceerd door giftige stoffen, afval en andere schadelijke stoffen, richten we ons op allerlei kwalen waaraan de gemiddelde patiënt lijdt waaronder:

> ➢ infecties;
> ➢ obstipatie;
> ➢ hypertensie;
> ➢ diarree;
> ➢ vaatziekten;

- artritis;
- chronische pijn;
- depressie;
- gewichtsverlies;
- onvruchtbaarheid;
- indigestie;
- longproblemen;
- psychische problemen
- sportblessures
- nek en schouderklachten
- thrombocyten;
- cholesterol en triglyceriden;
- glucose;
- urinezuur;
- leverenzymen;
- milt;
- lever;
- nieren;
- zenuwstelsel;
- diabetes;
- spanningsklachten;
- pijn in de onderrug;
- hoofdpijn of migraine;
- gordelroos;
- carpaal tunnelsyndroom;
- gynaecologische aandoeningen;
- dermatologische (huid)aandoeningen;
- neurologische aandoeningen;
- gastro-intestinale aandoeningen

Meer over meridianen

Hijama kan op verschillende manieren worden uitgevoerd en komt voor in een verscheidenheid van oude culturen in het Midden-Oosten en in de oude Chinese geneeskunde. In een inspanning om alle culturen en invloeden te begrijpen, richten we nu onze aandacht op de meridianen.

Je hebt waarschijnlijk ergens wel eens gelezen of van 'meridianen' gehoord, maar je zou je kunnen afvragen wat ze werkelijk zijn. 'Het meridiaan systeem' ook wel het kanaal-netwerk genoemd, is een traditioneel Chinees geneeskundig geloof dat er een baan bestaat waarlangs de levensenergie – de Qi – stroomt. Het meridiaan netwerk is meestal onderverdeeld in twee categorieën, de jingmai of de meridiaan-zender en de luomai, een soort van riviertjes. De jingmai bevatten de twaalf meridianen van de tendinomuscular, de uiteenlopende twaalf meridianen, de twaalf belangrijkste meridianen, de acht buitengewone vaartuigen, maar ook het Huato-kanaal, een verzameling van bilaterale punten op de onderrug waarvan de ontdekking is toegeschreven aan een beroemde arts in het oude China.

De collaterals bevatten vijftien grote slagaders die op verschillende manieren verbinding maken met de twaalf belangrijkste meridianen.

Deze hebben interactie met hun bijbehorende interne organen en andere daarmee verband houdende interne structuren. Het collaterale systeem bevat ook een vertakkende uitgestrektheid van capillaire aders. Als riviertjes, verspreid over het lichaam, namelijk in de twaalf cutane regio's die afkomstig zijn van elk punt op de belangrijkste meridianen. Als je het aantal unieke punten op elke meridiaan telt, komt het totaal op 361, hoewel 365 meestal gebruikt wordt omdat het samenvalt met het aantal dagen in een jaar. Merk op dat deze methode het feit negeert dat het merendeel van de acu-punten bilateraal zijn, waardoor het werkelijke aantal op 670 komt.

"Er zijn ongeveer 400 acupunctuurpunten (de bilaterale punten niet tweemaal meegerekend) waarvan de meeste langs de grote twintig trajecten liggen (d.w.z. twaalf primaire en acht buitengewone kanalen). In de 2de eeuw v.Chr. werden er in China 649 acupunctuurpunten beschreven (gerekend door het tweemaal tellen van de bilaterale punten). Er zijn 'twaalf belangrijke meridianen', waar elke meridiaan mee correspondeert met ofwel een hol ofwel een massief orgaan en zich uitstrekt langs een bepaalde extremiteit (d.w.z. een arm of een been). Er zijn ook 'acht buitengewone kanalen', waarvan er twee hun eigen reeks van punten hebben en waarbij de resterende verbindingspunten op andere kanalen liggen.

"De twaalf standaard meridianen, een afkorting voor Principal meridianen, zijn verdeeld in groepen van Yin en Yang. De Yin-meridianen van de arm zijn de longen, het hart en de hartzakjes. De Yang-meridianen van de arm zijn de dikke darm, de dunne darm en de drie-verwarmer. De Yin-meridianen van het been zijn de milt, de nieren en de lever. De Yang-meridianen van het been zijn de maag, de blaas en de galblaas."
(Bron: http://datab.us/i/meridian%20Chinese%20medicine)

De Qi-energie stroomt door deze 'kanalen'. Volgens de leer van de TCM is het beheersen van een goed begrip van de Qi-energie en de rol van de meridianen belangrijk om door middel van Hijama of natte cupping een harmonisch evenwicht te bereiken.

Praten over triggerpoints

Het lichaam heeft honderden spieren, ongeveer 400, die samen ongeveer de helft van ons lichaamsgewicht vormen. Langs één van die verschillende spieren kan een patiënt af en toe een triggerpoint ontwikkelen. Dit kan leiden tot symptomen variërend van acute pijn tot aanhoudende pijn. Volgens een meer wetenschappelijke definitie van de American Family Physician-website op www.aafp.org, zijn triggerpoints discrete, focale, hypergeïrriteerde punten gelegen in een strakke band van de skeletspieren. Deze plekken zijn pijnlijk als je er op drukt en kunnen erge pijn, zachtheid van de spieren, motorische problemen en autonome verschijnselen veroorzaken.

Alles over Ashi-punten

Ashi-punten zijn in de trant van 'triggerpoints', ook bekend als "tenderpoints". Het zijn plekken langs het lichaam waar spieren bij aanraking zacht en gevoelig zijn. Dit kan in ons beroep nuttig zijn. Het zijn namelijk de plaatsen waar we de patiënt gaan behandelen en die we zullen onderzoeken om de pijn van de patiënt te behandelen.

Tot slot

Hijama kan zowel extern als intern, fysiek als geestelijk een schat aan verlichting leveren voor je patiënten. Het doel is om ze allemaal te

kennen en te weten hoe deze te bereiken, zodat je cupping effectiever kunt gebruiken voor al je patiënten.

kennen en te weten hoe deze te bereiken, zodat je cupping effectiever kunt gebruiken voor al je patiënten.

Hoofdstuk 3

Aandacht

Wat wij zullen behandelen in dit hoofdstuk:

> ➢ Genezen versus genezing
>
> ➢ De vier niveaus voor genezing
>
> ➢ Stress, gezondheid en je patiënten
>
> ➢ Het spirituele niveau
>
> ➢ Matiging in voeding
>
> ➢ Zes eenvoudige stappen voor goede voeding
>
> ➢ Een paar woorden over het overeten
>
> ➢ Voldoende slaap
>
> ➢ De zeven principes van het effectief luisteren
>
> ➢ Tot slot

De moderne geneeskunde is uitgegroeid tot een industrie waar een miljard dollar in omgaat en waar veel artsen zich meer op het medicijn dan op de patiënt richten. Dit in tegenstelling tot hoe de geneeskunde begon in haar vroegste vormen. De beroemde geneesheer Hippocrates heeft ooit gezegd "Het is belangrijker om te weten wat voor soort persoon een ziekte heeft, dan om te weten wat voor soort ziekte een persoon heeft".

Vandaag de dag hebben we de neiging ons meer te richten op het verzekeringsplan van de patiënt dan op de patiënt zelf. Deze filosofie is contra-intuïtief aan de praktijk van Hijama, Unani en de traditionele Chinese geneeskunde, waarover we geleerd hebben in de eerdere hoofdstukken van dit boek.

We moeten onze patiënten kennen – wie ze zijn en welke ziekten, aandoeningen of pijnen ze hebben, alvorens we hen kunnen behandelen. Als we hun gewoonten, hun personaliteit of temperament, hun filosofie over het leven en genezen niet kennen, hoe kunnen we hen dan fatsoenlijk genezen? Het simpele antwoord is... dat kunnen we niet.

Het doel van cupping is uiteindelijk het verkrijgen van een hoger gevoel van vrede, evenwicht en gezondheid in het lichaam van de patient. Als mens zijn wij echter meer dan alleen onze fysieke vorm. Dit hoofdstuk behandelt het feit dat wij ook aandacht moeten besteden aan zorgen die bestaan buiten de praktijk van Hijama.

Dit is een spirituele praktijk, een die niet alleen betrekking heeft op het lichaam. Als beoefenaars van deze oude kunst dienen wij ook andere problemen in het leven van onze patiënten, zoals hun huwelijksleven, hun professionele en persoonlijke leven, zelfs hun financien en hun mentaliteit kennen.

Staat de patiënt bijvoorbeeld onder een grote hoeveelheid stress? Zijn relaties en financiën op orde? Eten ze teveel en doen ze wel genoeg oefeningen? Al deze factoren dragen bij aan het creëren van evenwicht in iemands leven. Cupping dringt niet door tot de wortel als wij onze patiënten terug laten gaan naar hun oude en ongezonde leven zonder hen te onderwijzen hoe ze gezonder kunnen leven.

Om effectief Hijama, binnen en buiten onze kantoren te kunnen beoefenen, moeten we niet alleen naar de handeling van cupping kijken, maar ook naar de emotionele, de lichamelijke en de spirituele aspecten van wat onze patiënten doormaken.

Genezen versus genezing

Vergeet niet dat het niet alleen onze taak is om een instrument te zijn in de zoektocht naar genezing maar ook om hen te helpen helen, met de wil van Allah. Hierdoor kunnen ze een gelukkiger en gezonder leven leiden zonder de noodzaak van onze constante tussenkomst. Als beoefenaars verwisselen we beide woorden vaak, maar het feit is dat genezen en helen twee zeer verschillende dingen zijn:

Genezen

Om iemand te kunnen genezen moeten we het lichaam ontdoen van de pijn en de ziekte die de patiënt in de eerste plaats laat zien. Genezen is de eerste stap van de behandeling, maar niet de enige.

Net zoals op het slagveld moeten we door 'triage' ervoor zorgen dat de patiënt niet doodbloedt voordat we ze weer op de been kunnen krijgen. Genezen is hoe we "het bloeden stoppen" terwijl de heling later komt.

Dus genezen heeft betrekking op de letterlijke zin van het bevrijden van het lichaam van de ziekte. Als de patiënt een verkoudheid heeft, behandelen we hem. Als de patiënt maagklachten heeft, behandelen we hem ook. Als de patiënt hoofdpijn heeft, behandelen wij hem.

Genezen is het technische aspect van ons werk; wij beschouwen die klus als "geklaard" wanneer de patiënt geen last meer heeft van een verkoudheid, buikpijn of hoofdpijn. Maar dat is slechts het eerste deel van ons "werk" als beoefenaars.

Heling

Heling is wat er gebeurt nadat de patiënt, met de wil van allah, genezen is. Wanneer de hoofdpijn, de maagpijn, de verkoudheid of de griep verdwenen is, wat dan? Weliswaar is genezen het klinische aspect van het behandelen van de ziekte, terwijl heling de oorzaak van de ziekte behandelt zodat het niet zal terugkeren.

Als een patiënt zich met bijvoorbeeld maagpijn meldt, kunnen we verschillende remedies, methoden en behandelingen gebruiken om het lichaam te ontdoen van die specifieke pijn; maar wat dan? Als alles wat we doen het uitvoeren van een behandeling, een pil of drankje is, kan de maag met de wil van allah 'genezen' worden. Maar de patiënt is dan nog lang niet geheeld.

We moeten dieper graven om allerlei vragen te beantwoorden om de louter fysieke pijn van de patiënt te verlichten. Bijvoorbeeld:
- Wat is er gaande in het leven van de patiënt? Niet alleen zijn lichaam maar ook zijn geest kan bijdragen aan de pijn.
- Is er stress, zorgen of angst die een bijdrage zou kunnen leveren?
- Is dit een chronische aandoening? Met andere woorden, hoe vaak heeft de patiënt deze klachten dit jaar, deze maand, deze week ervaren?

> Is het een teken van een groter probleem, dat te maken heeft met de sedentaire gewoonten en het gebrek aan goede voeding van de patiënt?

Zoals je kunt zien, gaan deze vragen verder dan een eenvoudige "ja" en "nee" van het al dan niet genezen. Want om te ontdekken wat de ziekte op de eerste plaats veroorzaakt en hoe we kunnen voorkomen dat het in de toekomst terugkeert, moeten we verder kijken. Dit betekent dat heling over meer dan alleen het lichaam gaat. Het gaat over de persoon, zijn of haar gewoonten en ook over zijn of haar 'geest'.

De vier niveaus voor genezing

Het eindresultaat van het genezen van een patiënt is een patiënt zonder ziekte. Het doel van de genezing van een patiënt is een gezonde persoon. Er zijn eigenlijk vier niveaus van genezing:

> Lichamelijke heling: natuurlijk moet het lichaam gezond zijn om het ook gezond te houden. Maar er is een uitgesproken link tussen hoe we emotioneel, mentaal en spiritueel denken en hoe we ons fysiek voelen.

> Emotionele heling: emotioneel moet de patiënt een positieve, gezonde houding hebben om de fysieke en emotionele balans, die zo essentieel is voor de gezondheid, te kunnen handhaven.

> Mentale heling: hoewel emotionele en mentale genezing misschien hetzelfde lijken, zijn het eigenlijk heel verschillende methoden. Emotionele genezing bijvoorbeeld, kan te maken hebben met een inzicht dat de patiënt nodig heeft om beter te eten en meer te bewegen. Terwijl geestelijke heling te ma-

ken zou kunnen hebben met de inspanningen die zij nemen om feiten, gegevens en middelen te vinden om hen te helpen in wat ze doen. Deze twee zijn vergelijkbaar, maar duidelijk te onderscheiden.

➢ Spirituele heling: de patiënt moet tenslotte geestelijke vrede vinden als hij of zij zich ooit echt gezond wil voelen of wil worden. Dit is de reden waarom Hijama zo'n belangrijk onderdeel van het genezingsproces is. Het heeft een lichamelijke en geestelijke basis.

Zoals je kunt zien moet je aandacht besteden aan deze **vier manieren van heling**. Zij helpen je niet enkel om je patiënt te genezen, ze helpen je ook om binnen en buiten je praktijk aandacht te besteden aan het geheel van 'ware gezondheid'.

Stress, gezondheid en je patiënten

Stress is voor de meeste van onze patiënten zo'n veelvoorkomende kwestie geworden dat het bijna een 'ziekte' op zichzelf is. Op veel manieren en in een verscheidenheid van situaties, worden we bijna dagelijks met stress geconfronteerd: op school, op het werk, in onze relaties, in het verkeer, in rijen bij winkels, over geld, carrière en financiën en bij tientallen andere dingen; stress is bijna net zo gewoon als de tijd zelf.

Wat belangrijk is om te begrijpen over stress is dat terwijl het een emotionele kwestie is, het ons ook op een aantal fysieke manieren beïnvloedt, wat kan resulteren in medische problemen zoals:

➢ hypertensie;

➢ pijn op de borst;

➢ hoofdpijn;

- last van de maag;
- slapeloosheid;
- hart- en vaatziekten;
- auto-immuunziekte;
- zweren;
- diabates;
- zelfs kanker.

In tegenstelling tot lichaamstemperatuur of bloeddruk is stress niet iets we ter plekke in onze medische praktijk kunnen testen. Dat wil zeggen, tenzij we een beetje dieper graven om onze patiënt evenals hun symptomen te begrijpen, we niet weten of de patiënt aan stress lijdt.

Het spirituele niveau

Belangrijk is, om de hoeveelheid stress bij onze patiënten te kunnen overwinnen, de nadruk in hun leven van de fysieke dimensie naar de spirituele dimensie moet verschuiven. Wanneer men naar het spirituele aspect van het leven van een patiënt neigt, kan dat een diep gevoel van betekenis en een gevoel van verbinding met het universum brengen.

Om de spiruele dimensies van genezing in de Islamitische geneeskunde te kunnen begrijpen, moeten we de de pijlers van het geloof in de Islam begrijpen. Dit zijn:
1. Tawhid of geloof in de eenheid van Allah (SWT)
2. Salat, het gebed
3. Siyam of het vasten tijdens de maand Ramadan

4. Zakah of liefdadigheid
5. Hajj of de bedevaart naar Mekka.

Geloof in de eenheid van Allah: Wetenschappelijk onderzoek toont aan dat geloof in God of Allah (SWT) een essentiële bijdrage aan onze lichamelijke gezondheid levert. Wanneer mensen bidden, activeren ze neurologische trajecten, die belangrijk zijn voor zelf-genezing.

Het gebed:

- het gebed (salat) ("O u die gelooft, zoek hulp met volharding van het gebed. Want God is met degenen die standvastig zijn." 2:153);
- dhikr, of ter gedachtenis van Allah (verhoging dhikr "Zij die hebben geloofd en wiens hart rust heeft gevonden in de herinnering van God. Voorwaar in de herinnering van God vind het hart rust." 13:28), en
- het reciteren uit de Koran.

Al deze zaken stimuleren mentale en fysiologische ontspanning. Gemeenschappelijke gebeden dienen als buffer voor de nadelige gevolgen van stress, boosheid en andere negatieve emoties via psycho-neuro-immunologie. Er wordt gespeculeerd dat gemeenschappelijke gebeden een multifactoriële opeenvolging van biologische processen zijn die leiden tot een betere gezondheid. Studies hebben aangetoond dat hogere graden van sociale verbinding (via familie en vrienden of gemeenschappelijke gebeden in de Moskee) consequent betrekking hebben op de mortaliteit.

Zakah:

Is altruïsme en het delen van de rijkdom; afgezien van de sociaal-economische voordelen krijgen moslims ook een betere gezondheid. Goed voor anderen zijn is ook Zakah en mensen vinden via vrijwilligerswerk aanzienlijke verbetering in hun gezondheid en zij zullen zich ook niet langer geïsoleerd voelen.

Vasten:

Verschillende studies hebben de gezondheidsvoordelen van het vasten gedocumenteerd.

Alles wat ons is opgelegd door Allah de Verhevene, bezit een Wijsheid die niemand kan bevatten. Behalve over datgene waarover Hij ons heeft geïnformeerd. Zo weten we dat het vasten boven alles is bedoeld om godsvrucht te krjigen. Hij zegt namelijk in Soerat al-Baqarah: 183

"O jullie die geloven, het vasten is jullie verplicht, zoals het ook verplicht was voor hen vóór jullie, opdat jullie Allah zullen vrezen."
(Soerat al-Baqarah: 183)

Het vasten is dus voorgeschreven zodat we hierdoor godsvrucht zullen krijgen. Het is dan ook de bedoeling dat we tijdens deze maand zoveel mogelijk doen om terug te keren naar onze heer. Daarnaast heeft Allah de verhevene gezegd **"En dat jullie vasten is beter voor jullie, als jullie dat maar weten."**
(Soerat al-Baqarah: 184)

Naast deze belangrijkste reden heeft het vasten heel veel andere voordelen voor ons en een van die voordelen is onze gezondheid.

Wat is vasten nu eigenlijk.

Vasten is een proces waarin mensen zich onthouden van eten en drinken voor een langere periode van tijd.

Naast de moslims beschouwen ook de christenen het vasten als een daad van het geloof of een vorm van zuivering. Vasten is bekend als een spirituele daad van heel veel godsdiensten.

En wat natuurgenezers al eeuwenlang weten, beginnen de artsen pas sinds het begin van de twintigste eeuw te erkennen. Namelijk dat vasten de gezondheid kan bevorderen. Veel mensen geloven nog altijd dat het vasten een extreme en bijna gevaarlijke vorm van een diëten is. Maar steeds meer onderzoeken tonen aan dat het vasten juist veel voordelen met zich meebrengt voor de gezondheid.

Wat gebeurt er als je vast?

Wat gebeurt er met het lichaam wanneer mensen vasten? Tijdens het vasten is ons lichaam bezig met het verwijderen van verschillende giftige stoffen. Daarnaast wordt ook het beschadigde weefsel vernieuwd. Uit verschillende onderzoeken blijkt dat het vasten het lichaam kan resetten, zodat het vet omzet in energie. Wanneer ons lichaam vet verbrandt in plaats van suiker, kan de kans op chronische ziekten zoals diabetes en hart- en vaatziekten sterk afnemen. Dit is één van de belangrijkste redenen waarom het vasten voordelig kan zijn voor de gezondheid.

Hart- en vaatziekten

Een studie uit 2008, toont aan dat mensen die regelmatig vasten een lager risico hebben op het krijgen van hart- en vaatziekten en diabetes. Vasten kan het niveau van cholesterol, triglyceriden en glucose allemaal risicofactoren voor hart- en vaatziekten en diabetes – doen afnemen.

Uit het onderzoek – dat is gedaan met een aantal pre-diabetische mensen – is gebleken dat na zes weken vasten het cholesterolgehalte met 12 procent was gedaald. Een ander onderzoek van het team stelde tevens dat het vasten over een langere periode geassocieerd wordt met de vermindering van triglyceride en een daling van het glucoseniveau. Triglyceride is een soort vet in je bloed en een belangrijke indicator als het gaat om de gezondheid van je stofwisseling. Een hoog niveau aan triglyceride geeft aan dat ons lichaam er niet zo goed in slaagt om voedsel om te zetten in energie. Hetzelfde principe geldt ook voor glucose of meer bekend als bloedsuiker. Een te hoog glucosegehalte kan erop wijzen dat mensen diabetes ontwikkelen.

Dat mensen die regelmatig vasten een lager risico hebben op het krijgen van diabetes komt waarschijnlijk doordat het vasten kan helpen bij het afbreken van vetcellen. Vetcellen leveren een grote bijdrage aan insulineresistentie, dit kan leiden tot diabetes. Insulineresistentie is een aandoening waarbij de alvleesklier insuline produceert dat ons lichaam niet effectief kan gebruiken. In normale omstandigheden helpt insuline de cellen om glucose op te nemen en deze om te zetten in energie. Maar in een insulineresistente staat, zal glucose in het bloed blijven circuleren in plaats van geabsorbeerd te worden door de cellen

Stamcellen

Op basis van een recente studie gepubliceerd in het tijdschrift <u>Cell Stem Cell</u>, kan het vasten zelfs stamcellen vernieuwen. Stamcellen zijn nodig in het lichaam om bepaalde cellen met een korte levensduur (bijvoorbeeld bloedcellen) te verversen. De studie wees uit dat twee tot vier dagen vasten ervoor kan zorgen dat ons lichaam het immuunsysteem vernieuwt. Dit betekent dat het vasten ervoor zorgt dat oude immuuncellen zullen sterven en nieuwe stamcellen geproduceerd worden die weer zorgen voor nieuwe en gezonde cellen. Een beetje vergelijkbaar met wat Hijama voor je lichaam doet.

Hersenen en anti aging

Daarnaast heeft het vasten ook voordelen voor onze hersenen. Als wij tweemaal per week vasten dan zou dat het risico op Parkinson en de ziekte van Alzheimer kunnen verlagen. Tijdens het vasten maken de hersenen nieuwe hersencellen aan. Deze nieuwe cellen beschermen de hersenen tegen eiwitplaques die weer de belangrijkste oorzaak vormen van de ziekte van Alzheimer en Parkinson.

- Ontstekingsmarkers verlagen en ook dit is goed nieuws omdat vele chronische ziekten gelinkt worden aan ontstekingen in het lichaam
- Verlaagt risico op kanker
- Groeihormoon neemt toe

1. Het vasten is dus als het ware een detoxificatie-programma voor het lichaam en ook een belangrijk onderdeel in ontgiften

van gedachten en onze zielen. In een jaar slaan wij ontzettend veel negatieve, toxische emoties en gedachten op. Maar ook de constante stroom van informatie via het web, tv of om ons heen. Al deze toxische stoffen die zorgen voor een disbalans in je gezondheid. Met vasten en Hijama kunnen we ons lichaam en ziel reinigen van deze toxische stoffen.

Intermitterend vasten

Dus verschillende onderzoeken hebben aangetoond dat vasten gunstig is voor de gezondheid van mensen. Nu zal je misschien horen dat je een aantal dagen achter elkaar moet vasten en alleen sapjes moet drinken om de gezondheidseffecten hiervan te ervaren maar dit is dus absoluut niet zo. De laatste onderzoeken tonen juist aan dat ons lijf het meest gebaat is bij vasten als we intermitterend vasten. De wijze waarop Moslims vasten is een manier om intermitterend te vasten; voor een bepaalde periode vasten en een bepaalde vastgestelde periode eten. En de meest positieve resultaten bereik je door dit 1 of 2 maal per week te doen, het hele jaar door. Dus eigenlijk door de Sunnah van de profeet Vrede zij met hem te volgen op bijvoorbeeld maandag en donderdag te vasten.

Om onze gezondheid op peil te houden, is de Hijama behandeling zelf niet de enige oplossing. Terwijl Hijama een integraal onderdeel is van wellness, moeten we een aanpak zoeken waarin we proberen om de gezondheid langdurig te maken en te onderhouden.

We moeten alles weten over de levensstijl van de patiënten, om hun lichaam, hun geest en ziel in balans te kunnen houden. Voeding, slaap en het doen van oefeningen spelen een zeer belangrijke rol in het behoud van dit evenwicht. Daarom moeten we hun gewoonten in voeding, slaap en het doen van oefeningen kennen en hen op hetzelfde moment voorlichten over deze belangrijke gewoonten.

Matiging in voeding

Mensen hebben de neiging om te vaak of niet genoeg te eten. Ze hebben de neiging om vette, zoute, zoete en 'handige' voedingsmiddelen te eten, die zijn klaargemaakt door iemand anders - van de traiteur, uit de supermarkt, van een restaurant, uit de buurtwinkel of van fast-food restaurants - en zijn ver verwijderd van de gezonde, natuurlijke, onbewerkte voedingsmiddelen die essentieel zijn voor de lichamelijke gezondheid.

Eerlijk, natuurlijk, onbewerkt "goed" voedsel is bedoeld om essentiële voedingsstoffen te bevatten. Ze helpen het lichaam te laten groeien en goed te laten functioneren bij de dagelijkse moeilijkheden van het moderne leven. Wanneer we ons voedsel te lang laten koken, vaak rommel, bewerkt of "snel" voedsel consumeren, handelen we uit gemak en zelfs smaak. En daardoor beroven we onze lichamen van de waardevolle voedingsstoffen die ze nodig heeft om te overleven. Deze slechte voedingstoestand kan korte en lange termijn effecten hebben op de gezondheid van een patiënt, met inbegrip van:

- ➢ overgewicht en zelfs obesitas;
- ➢ hoge bloeddruk;
- ➢ depressie;
- ➢ stemmingswisselingen;
- ➢ slechte tanden;
- ➢ slechte adem;
- ➢ glansloos huid en haar;

> ➤ het potentieel voor diabetes;
> ➤ hoog cholesterol;
> ➤ eetstoornissen;
> ➤ hart- en vaatziekten en beroerte;
> ➤ en zelfs sommige vormen van kanker.

Natuurlijk hangt het af van de hoeveelheid of zelfs de totaliteit van deze schadelijke ziekten welke invloed het kan hebben op het evenwicht. Evenwicht, dat zo noodzakelijk is voor echte, duurzame en geestelijke gezondheid.

Zes eenvoudige stappen voor goede voeding

Om ervoor te zorgen dat patiënten vaker gezonder voedsel eten, vind je het wellicht nuttig om deze zes eenvoudige stappen voor goede voeding aan ze te leren:

Eet elke dag een verscheidenheid van voedingsmiddelen uit alle voedselgroepen.

Vaak is het gemakkelijk om een stukje toast voor ontbijt, hamburgers en friet of een broodje voor de lunch en pasta of vlees en aardappelen voor diner te eten. Maar dat maakt het onmogelijk om gezonde items uit de andere voedselgroepen zoals vers fruit, granen, noten en groenten, elke dag in je voedselpatroon op te nemen. Bij voorkeur eet je biologisch, onbewerkt voedsel. Het links laten liggen van bewerkte voedingsmiddelen kan leiden tot heel wat voordelen voor de gezondheid.

Minimale eisen voor jezelf: als je weet dat je onvoldoende vers fruit, groenten of granen eet, stel je elke dag een minima voor jezelf in, zoals 'twee porties vers fruit', 'acht glazen water per dag', 'drie porties groenten' elke dag, enz.

Bereid voedsel van tevoren: het leven is zo druk, ingewikkeld en veeleisend dat we vaak gedwongen worden om 'een snelle hap' te eten en dat maakt gezond eten moeilijker. Door voedsel van tevoren te bereiden is het makkelijker om fruit, groenten, noten en granen te eten. Heb altijd een doosje vers gesneden fruit, smakelijke groenten en individuele pakketten van doosjes noten en veel water klaar en beschikbaar.

Ongezonde opties beperken: het is zeer moeilijk om patiënten wijzigingen in hun dieet te laten maken omdat ze dit vaak niet doen en niet volhouden. Ze zullen vastberaden beginnen en vervolgens in verleiding komen. De beste manier om te beginnen is om de ongezondste opties te beperken en het stap voor stap uit te breiden.

Maak het een team inspanning: doe het niet alleen. Je echtgenoot, partner en andere familieleden kunnen je helpen met naar de winkel gaan, voedingsmiddelen te kiezen en gezondere maaltijden te bereiden.

Drink je een weg naar gezondheid. Tenslotte nemen wij een verrassend aantal calorieën, toxines en kunstmatige - zelfs onnodige - ingrediënten op door de dingen die we elke dag drinken. Van frisdranken tot gearomatiseerde wateren, koolzuurhoudende dranken en ijskoffie; dankzij deze dranken voegen we calorieën en ongewenste suikers, vetten en koolhydraten toe aan onze dagelijkse voeding.

Probeer in plaats daarvan meer water te drinken en wissel dit af met verse groenten en fruit.

Een paar woorden over het overeten

De Profeet Mohammed (vrede zij met hem) adviseerde zijn volgelingen niet teveel te eten. Hij zei: "de zoon van Adam (d.w.z. de mens) vult nooit een vaartuig erger dan zijn maag. De zoon van Adam heeft enkel een paar hapjes nodig, die hem zouden ondersteunen. Een derde deel van zijn maag moet worden gereserveerd voor zijn voedsel, een derde voor zijn drankje en het laatste derde gedeelte voor zijn ademhaling". Dit algemene advies is bedoeld om te verhinderen dat gelovigen ten koste van een goede gezondheid overdreven eten.

Voldoende slaap

De voordelen van goede slaap kunnen niet worden onderschat. Niet genoeg slapen en niet goed slapen is niet goed. Het kan je verrassen dat chronisch slaaptekort, om welke reden dan ook, een grote invloed heeft op je gezondheid, je prestaties, je veiligheid en je portemonnee.

De Koran beschrijft: "het is hij die de nacht een bedekking voor u maakt en de slaap een rust, en hij maakte de dag om weer op te stijgen " (Koran 25:47, zie ook 30:23). Het was de gewoonte van de eerste Moslims om te slapen na het Isha-gebed, vroeg wakker te worden met het Fajr-gebed en korte dutjes te nemen tijdens de middaghitte. Bij verschillende gelegenheden drukte de Profeet Mohammed (vrede zij met hem) zijn afkeuring van ijverige gelovigen die slaap opgaven om de hele nacht te bidden. Hij vertelde iemand, "Bid niet alleen gebeden maar slaap ook 's nachts, aangezien je lichaam er recht op heeft" en een ander vertelde hij, "Je moet bidden, zolang je je actief voelt en wanneer je moe bent moet je slapen".

De zeven principes van het effectief luisteren

Naast je uitgebreide medische opleiding en de voor de hand liggende zorg voor je patiënten, is de meest effectieve manier om niet alleen de gezondheid van je patiënt te beïnvloeden, te luisteren - actief en openlijk - wat ze zeggen, zelfs wanneer ze niet genoeg weten om je het volledige verhaal te vertellen.

Hiervoor luistert een goede luisteraar niet alleen naar wat er gezegd wordt, maar ook naar wat de patiënt niet zegt - bewust of onbewust. Met andere woorden, door een combinatie van verbale en non-verbale signalen.

Bijvoorbeeld, wanneer een patiënt in je praktijk zit en zegt dat ze "zich prima voelt", maar misschien manken ze, trilt hun stem of hebben ze wallen onder hun ogen of moeten bijna huilen... hun woorden (verbale signalen) stroken duidelijk niet met hun acties (non-verbale signalen). Een slechte luisteraar zou die patiënt op zijn woord geloven, terwijl een goede luisteraar - en effectieve beoefenaar – dieper zou graven en een paar vragen meer zou stellen om te bepalen hoe hij of zij zich echt voelt.

Maar hoe? Hoe kun je een effectievere luisteraar zijn als patiënten informatie achterhouden of misschien niet genoeg weten om je het juiste antwoord te geven? Eén manier om dit te oefenen is:

De zeven principes van het effectief luisteren

Minder praten: leer te stoppen met praten als je zelf te lang hebt gesproken. Als beoefenaars hebben we vaak informatie nodig om te communiceren, maar probeer om het te zeggen in minder woorden, niet in meer. Hoe minder we praten - of hoe minder vaak men spreekt - hoe meer tijd we eigenlijk hebben om te luisteren.

Concentreren op de spreker: net zoals je het lichaam van een patiënt zou onderzoeken, moeten we ook hun lichaamstaal onderzoeken. Bekijk wat ze doen als ze praten. Als zij iets gelukkigs vertellen maar hun blik is triest, als ze ongemakkelijk kijken of zelfs pijn lijken te hebben, dan kan dit een teken zijn dat ze niet gelukkig zijn of pijn hebben.

Elimineren van afleiding: het is verleidelijk om een kamer vol educatieve posters of andere visuele stimuli te creëren, maar dit kan ook storend zijn. In plaats daarvan, moet je een omgeving creëren die aangenaam genoeg is om te worden uitgenodigd, maar niet voor afleiding zal zorgen tijdens de kritische gesprekken.

Wees voorbereid: luisteren is een vaardigheid die inspanning vereist. Als we druk en afgeleid zijn, berichtjes versturen of onze e-mail controleren terwijl een cliënt aan het praten is, luisteren wij niet echt effectief. Terwijl de patiënt spreekt moeten we bereid zijn te luisteren en bereid zijn aandacht te geven in de ruimste zin van het woord.

Maak het gemakkelijk voor hen om te praten: veel patiënten vinden het intimiderend om een arts te bezoeken, zelfs een beoefenaar van alternatieve geneeskunde. We begrijpen hun ongemak en maken het gemakkelijk voor hen om te praten. Een uitnodigende praktijk en uitnodigende onderzoekskamers zorgen ervoor dat je makkelijker kunt praten met je patiënt en dat hij of zij zich opener zal voelen om te praten.

Niet enkel luisteren, maar ook kijken: zoals we al hebben gezien, zijn non-verbale aanduidingen net zo belangrijk als hun verbale tegenhangers. Wanneer iemand praat, luister dan niet alleen naar wat ze te zeggen, maar kijk ook hoe ze het zeggen. Met andere woorden, bekijk of hun woorden en daden overeenkomen en als ze dat niet doen, vraag dan dieper door, door het gebruik van indringende vragen.

Meer vragen, minder praten: gebruik tot slot, vragen om meer informatie over de problemen van je patiënt te krijgen. Doe zoals je een mondeling examen zou doen en stel vragen en blijf doorvragen om een beter overzicht van de problemen te krijgen. Luisteren is niet alleen een vaardigheid die te leren valt, maar ook een gewoonte die dient te worden beoefend. Maak een gewoonte van het beter luisteren door het vaker, actiever en effectiever te doen.

Tot slot

Genezing bestaat uiteindelijk niet uit een enkele procedure - zelfs hijama - maar een combinatie van methoden voor het verkrijgen van evenwicht in het leven van de patiënt. Natte cupping werkt om gifstoffen te verdrijven uit het lichaam, maar wat dan? Naast hijama moeten we patiënten leren om te eten, slapen en beter te leven zodat hun lichaam niet langer een toxische omgeving is.

Hoofdstuk 4

Retour naar Allah en geruststelling

Wat wij zullen behandelen in dit hoofdstuk:

- ➢ Ziekte is een geschenk, geen straf
- ➢ Wat te doen bij de ziekte van een (aartsvader)
- ➢ Je patiënt hoop geven
- ➢ Verzeker ze dat, indien ze de juiste stappen nemen, ze hun gezondheid terug kunnen krijgen.
- ➢ Gebed als een remedie

Ziekte is een geschenk, geen straf

Het lijkt misschien vreemd dat ziekte een 'geschenk' is, maar als we het beschouwen onder de leer van onze Profeet (vrede zij met hem), wordt alles duidelijk. Wij begrijpen de rol van ziekte in ons leven en deze opperste kennis vergemakkelijkt het lijden van onze pijn.

Meer nog, door de instructies van onze Profeet (vrede zij met hem) worden we herinnerd aan de grote beloningen die ons wachten staan aan de andere kant van ons lijden.

Het zal gemakkelijker zijn om de lijdensweg van pijn aan te kunnen als we naar de vele Hadith's over dit onderwerp kijken en hoe ziekte onze kwade daden en zonden wist. Bijvoorbeeld:

- **Ontbering is de reis naar het goede:** Abu Hurairah (R.A.) legt uit dat de Profeet (vrede zij met hem) zei: "Als Allah goed wil zijn voor iemand, test hij hem met ontberingen."

- **Ziekte leidt tot het dubbele van de beloning**: Abu Hurairah (R.A.) meldt ook dat de Boodschapper van Allah (vrede zij met hem) zei: "voor elke pech, ziekte, angst, verdriet of pijn die een moslim treft - zelfs de pijn veroorzaakt door het prikken van een doorn – verwijdert Allah enkele van zijn zonden." Ibn Mas'ud (R.A.) zei: "Ik bezocht de Boodschapper van Allah (vrede zij met hem) terwijl hij koorts had. Ik riep: "O Boodschapper van Allah! Heb je een hoge koorts!" Hij zei: "mijn koorts is maar liefst twee onder u (wellicht)." Ik vroeg: "Is het omdat je een dubbele beloning hebt?" Hij antwoordde: "Ja, dat klopt. Geen moslim is getroffen met eventuele pijn, zelfs als het niet meer dan het prikken van een doorn is, maar Allah, de verheven wist zijn zonden vanwege de ziekte en zijn zonden vallen van hem weg als de bladeren vallen van een boom."

- **Testen maakt ons sterker**: Abu Hurairah (R.A.) zei: "de Profeet (vrede zij met hem) merkte op: "het voorbeeld van een gelovige is als een verse tedere plant; uit welke richting de wind waait, buigt de plant, maar als de wind stopt, wordt de plant weer rechtgezet. (Ook een gelovige wordt getest door ellende om zijn geloof en hart te versterken en hij blijft geduldig en vastberaden) en een kwade persoon is als een naaldboom die hard en stijf blijft totdat Allah hem breekt wanneer hij dat wil."

- **Vrij van de zonde door ziekte en lijden**: Abdullah bin Mas'ood (R.A.) meldt dat de Profeet (vrede zij met hem) zei: "wanneer een moslim alle ontberingen ervaart zoals ziekte (enz.) veegt Allah, de verhevene, zijn zonden weg, net zoals een boom zijn bladeren in de herfst laat vallen". (Bukhari en Moslim)

- **Ziekte leidt tot een gebrek aan zonde:** Abu Hurairah (R.A.) meldt dat de Profeet (vrede zij met hem) zei: "ellende valt voortdurend op het leven, de rijkdom en de kinderen van die mannen en vrouwen die een Imaan hebben waardoor, hun zonden van hen afvallen tot het moment dat zij (sterven en) voldoen aan Allah in de staat dat geen van hun zonden blijven." (Tirmidhi, Malik)

- **Ziekte verheft onze positie in het leven:** ten slotte heeft de Profeet (vrede zij met hem) ook gezegd "(soms) is een zeer hoge rang (in het gezicht van Allah) afgekondigd voor een gelovige die hij nooit zou hebben bereikt op grond van zijn daden, zodat Allah hem kan verheffen door ontbering, of het nu fysiek, materieel (financieel, enz.) of met betrekking tot zijn kinderen is. Vervolgens maakt hij hem patiënt en laat hij hem de afgekondigde positie bereiken". (Ahmad, Abu Dawud)

Laat deze Hadith je inspireren om ziekte met positiviteit, hoop en genade te verduren en te weten dat het onderdeel is van ons lijden op aarde die tot de absolutie - en grote beloning - leidt zodra je heengaat van deze fysieke wereld.

Ziekte omarmen en dankbaar zijn

We hebben geleerd - of misschien verkeerd begrepen - dat ziekte een zwakheid is, iets dat te vermijden en te verduren is, zelfs als een teken dat Allah op een of andere manier ontevreden is. Het feit is dat ziekte iets is dat omarmd moet worden als meer dan alleen een vloek, als een zegen, meer dan iets is om te verduren, maar een ervaring is om dankbaar voor te zijn.

Veelvuldig leidt het misverstand van de ware Islamitische geschriften en leerstellingen ons naar onze misvattingen over ziekte. Als een Moslim ziek wordt, spreekt niet alleen hij onterecht over zijn ziekte, maar ook zijn verzorgers – zij bevorderen het misverstand in plaats van de ziekte rechtmatig te omarmen.

In plaats van enthousiast te zijn om het lijden te beëindigen, moet degenen die ziek is dankbaar zijn voor alles. Beschouw dit als een tijd van boetedoening en versterking, van voorbereiding en zegen en houd rekening met het volgende: Suhaib ibn Sinan (R.A.) vertelde dat de Profeet (vrede zij met hem) zei: "Hoe opmerkelijk is het geval van de gelovige! Er is goed voor hem in alles, maar dit is niet het geval voor iedereen behalve voor de gelovige. Wanneer de gelovige geen goed ontvangt, is hij dankbaar aan Allah en krijgt hij een beloning en wanneer pech hem overkomt, verdraagt hij het geduldig, waarvoor hij (ook) wordt beloond."

Anas verhaalt: "Ik hoorde de Profeet (vrede zij met hem) zeggen:" Allah zegt: "Wanneer ik een dienaar van mij teister met betrekking tot zijn twee meest geliefde zaken (betekenis zijn ogen) en Hij verdraagt het geduldig, geef ik hem in ruil daarvoor het paradijs."

'Ata ibn Rabah (R.A.) vertelde dat hij Ibn 'Abbas (R.A.) hoorde zeggen: "Zal ik je een vrouw uit het paradijs laten zien?" Hij zei: "Ja, inderdaad." Hij zei: "Een zwarte vrouw kwam bij de Profeet (vrede zij met hem) en zei: "Ik heb een epileptisch verleden en hierdoor wordt (soms) mijn lichaam blootgelegd. Zou u Allah, de verhevene, willen aanroepen om mij te genezen van deze ziekte?" De Profeet (vrede zij met hem) zei: "als u wenst, kunt u geduldig zijn en zult u het paradijs bereiken (voor dit lijden). Maar als u liever geneest, zal ik bidden aan Allah, de verhevene, om u te genezen" De vrouw zei: "Ik zal geduldig zijn", vervolgens voegt ze toe: "Word ik ontdekt (wanneer ik heb geleden), dus ik beroep op Allah voor mij dat ik niet blootgelegd worden." Dus de Profeet (vrede zij met hem) bad voor haar".

Wat kun je vanuit Islamitisch oogpunt aan de ziekte doen?

Er is geen reden om onnodig te lijden als er remedies tot je beschikking zijn. Er is niets in de Islam dat het verbiedt om op zoek te gaan naar een genezing, een behandeling of zelfs opluchting. Sterker nog dit wordt beschouwd als een Sunnah. Moet je vrij en openlijk spreken over pijn? Zeker; het is logisch om ellendige gevoelens uit te drukken! Hoe zullen anderen anders weten dat je lijdt en hoe kunnen ze je dan troost en verlichting bieden? Wat moet worden vermeden is een uiting van woede, ongeduld of oneerlijkheid over het lijden dat je ondervindt. Zie je ziekte voor wat het is, als een zegen en een manier om jezelf te verlichten van je zonden. Zoek naar opluchting, maar groei niet in je woede of ongeduld.

Men vermeldde eerder dat de Profeet (vrede zij met hem) zei: "mijn koorts is zo ernstig als die van de twee van u". Zodra Aisha klaagde bij de Boodschapper van Allah (vrede zij met hem) over haar hoofdpijn: "O, mijn hoofd." Antwoordde hij: "neen, eerder (ik moet zeggen) O, mijn hoofd!" Het is ook gemeld dat 'Abdullah ibn Al-Zubair (R.A.)

zijn zieke moeder, Asma bint Abi Bakr (R.A.) vroeg, "Hoe voel je je nu?" Ze antwoordde: "Ik heb pijn."

Geef altijd prioriteit aan hoe je spreekt over je lijden. Kortom, dank en geef lof aan Allah de verhevene en voel je vrij om vrijuit te spreken over het lijden dat je ondervindt.

Ibn Mas'ud (R.A.) zei: "als een Allah dankt vooraleer te klagen over zijn pijn of ziekte, dan wordt het niet beschouwd als ongeduld. Om iemands klacht voor te leggen aan Allah is inderdaad heel rechtmatig." Jacob (de Profeet, vrede zij met hem), zei: "Ik klaag mijn zorg en verdriet tot Allah alleen." De Profeet Mohammed (vrede zij met hem) bad zichzelf: "O Allah! Aan u klaag ik over mijn zwakte".

De beloningen van het lijden zijn niet gegarandeerd. Wanneer men ziek is en hun ziekte weigert te zien als een zegen, vloekt en klaagt en bezwaar heeft tegen Allah, de verhevene, komt dat neer op een weergave van ondankbaarheid en gebrek aan respect voor hem.

Wat er gebeurt in dit geval is dat de lijder ongedaan maakt wat goed werd verzorgd door zijn lijden, met andere woorden: vernietiging van zijn eigen beloningen in het hiernamaals. Ongeacht onze staat moet de dankbaarheid voor de wijsheid van de Opperste Natuur vooraan staan in onze gedachten. Ongeacht onze toestand - lijden of vreugde, ziek of gezond - we moeten altijd en eeuwig dankbaarheid uitspreken aan Allah, de verhevene. Allah, de verhevene, alleen is de sleutel tot het lijden en de hulp, de wijsheid en de onwetendheid, zelfs van leven en dood.

In feite, wanneer we te kampen hebben met pijn is dit een 'speciaal teken' dat Allah de verhevene ons genade, weldadigheid en een grotere wijsheid voor ons leven op deze aarde toont. Alleen dan zullen wij ziekte erkennen als een geschenk, lijden als een pad naar wijsheid en pijn als absolutie voor onze zonden.

In de zorg voor onze patiënten, degenen onder ons die het medische beroep uitoefenen, worden wij verpleegkundigen, artsen, diëtisten, kruidengenezers, chiropractors of Hijama-therapeuten, ook een deel van deze goddelijke ervaring. Want wij verdienen niet alleen grote beloningen voor het helpen van onze patiënten via hun eigen ritten tot zaligheid, maar daarbij zijn wij een noodzakelijk onderdeel van de uitvoering van een deel van huqooqul ibaad (d.w.z. de rechten van de verheven schepping van Allah).

Als moslims, of we nu de verzorger of de patiënt zijn, de arts of de patiënt, moeten we eerst de wijsheid begrijpen van wat onze geliefde profeet Mohammed (vrede zij met hem) heeft gedeeld met de wereld in de heilige teksten over lijden, ziekte en ziekte. Deze wijsheid betreft het feit dat Allah personen volgens het niveau van het geloof (Deen) in zijn of haar leven test. Als die persoon gelovig is, wordt de test een beproeving en als de lijder niet zo gelovig is, dan zal hun lijden overeenkomstig minder zijn. (Tirmidhi, Ibn Madja)

Aa'isha (R.A.) zegt: 'Ik heb nooit iemand zo veel als de Boodschapper van Allah (vrede zij met hem) aan ziekte zien lijden'. (Sahih Bukhari)

Aa'isha (RA) verhaalt ook dat de Profeet (vrede zij met hem) zei: 'wanneer de zonden van een persoon zo veel worden dat zijn goede daden niet in staat zijn om ze uit te wissen, dan laat Allah, de verhevene, hem verdriet overwinnen om zonden uit te wissen'. (Musnad-Ahmad)

Evenzo meldt Abu Hurairah (R.A.) dat de Profeet (vrede zij met hem) zei: 'Bij Allah, als de verheven goed wenst voor een persoon, dan wordt hij getroffen met de ziekte (of de ontbering)'. (Sahih Bukhari)

Verzeker ze dat indien ze de juiste stappen nemen ze hun gezondheid terug kunnen krijgen.

In onze praktijk moeten wij niet alleen de zieken genezen, maar hen ook aanmoedigen om de juiste stappen te nemen om hun gezondheid weer terug te krijgen. Hoewel we kunnen helpen om te genezen, moeten zij zichzelf helpen door onze regimes te volgen en ook te bidden om zich te verzoenen met hun zonden.

Wij kunnen hen helpen genezen door middel van goede voeding, door de vele voordelen van Hijama, door voldoende rust en door regelmatiger te bewegen. We moeten hen ook coachen in hoe ze zich meer bewust kunnen zijn van de Islamitische manier van ziek zijn. Een correctere manier om onze patiënten ziekte te laten overwinnen is door hen te stimuleren tot het maken van dua of smeekbeden, zoals:

- De Profeet (vrede zij met hem) heeft ook gezegd, "de dua (smeekbede) van een ziek persoon wordt niet verworpen, totdat hij herstelt van zijn ziekte". (Ibn Abiddunyaa)

- De Profeet (vrede zij met hem) heeft gezegd 'Wanneer u een ziek persoon bezoekt, vertel hem dan voor jou te bidden, omdat zijn duas (gemakkelijk geaccepteerd) worden. (Ibn Madja)
- Umm Salmah (R.A.) heeft gehoord dat de Profeet (vrede zij met hem) zei: 'wanneer u een zieke bezoekt of naar het huis gaat van iemand die is overleden, dan spreken we alleen wat goed is, want de engelen zeggen 'aameen' na wat u zal zeggen'. (Sahih Moslim)

De zieken bezoeken

Het bezoeken van de zieken is niet alleen onze professionele taak als beoefenaars, maar het is ook een Sunnah van onze Geliefde Profeet (vrede zij met hem). Abu Moosa (R.A.) meldt dat de Profeet (vrede zij met hem) zei 'Bezoek de zieken, de hongerigen en voedt gratis degene die (ten onrechte) is gevangen'. (Sahih Bukhari)

Abu Hurairah (R.A.) meldt dat de Profeet (vrede zij met hem) zei: "Op de dag van Qiyaamah, zei Allah, de verhevene: O zoon van Aadam, ik was ziek, maar u heeft mij niet bezocht. Hij zal antwoorden "O Allah, hoe kan ik u hebben bezocht aangezien u Rabbul bent' aalameen? Allah, de verhevene zal zeggen: U wist dat een slaaf van u ziek was en toch heeft u hem niet bezocht? Indien u hem bezocht had, had u mij gevonden". (Sahih Moslim)

Ali (R.A.) meldt dat de Profeet (vrede zij met hem) zei: 'wanneer een moslim zijn zieke moslimbroer bezoekt in de ochtend, maken zeventigduizend nedergezonden engelen dua tot de avond voor zijn vergeving. En wanneer hij hem 's avonds bezoekt maken zeventigduizend nedergezonden engelen dua tot de ochtend om zijn vergeving en zal hem een tuin worden toegekend.' (Timizi, Abu Dawud)

Anas (R.A.) meldt dat de Profeet (vrede zij met hem) zei "Als een persoon een juiste wassing presteert (al haar etiquette observeert) en dan voor een bezoek gaat aan zijn zieke moslimbroer met de bedoeling van sawaab te verkrijgen, dan is hij ver weg van het vuur van jahannam door een afstand equivalent van zestig jaar'. (Abu Dawud).

Om te blazen over een ziek persoon en dua te doen voor zijn herstel

In onze praktijk, doen wij meer dan alleen maar bidden voor onze patiënten of doen wij meer dan hen te vragen om te bidden voor zichzelf. We kunnen dua maken voor hun herstel door te blazen over het gebied van de ziekte bij de patiënt en het herhalen van deze helende dua: Allah, heer der mensheid, verwijder deze moeilijkheid en genees hem. U bent de enige die geneest. U bent de enige genezing. (Azhubil ba'sa rabban naas washfi. Antash shaafie. Verenigd Koninkrijk-Laa shifaa-a illaa shifaa. Shifaa-al laa yughaa diru saqamaa) verlenen dergelijke (volledige) genezing die geen sporen van ziekte laat. (Bukhari en Moslim).

De Profeet (vrede zij met hem) bezocht een moslimman die ziek was. Zijn stem was erg zwak en hij was zeer vermagerd en verzwakt. Bij het zien van zijn toestand vroeg de Profeet (vrede zij met hem) hem: 'Welke Dua wilt u maken aan Allah?' Hij zei: 'Ja, ik placht te zeggen: 0 Allah! Welke straf staat me te wachten in de aakhirah, laat het nu op mij neerdalen'. De Profeet (vrede zij met hem) zei: 'Subhaanallah! U heeft niet de kracht om dat te dragen. Waarom zeg je niet deze dua: O Allah, onze heer en de verlosser, verleen ons goed in deze wereld en in het hiernavolgende en behoedt ons voor het vuur van Jahannam (Rabbanaa atina fid dunya hasanatan wa fil akhirati hasanatan wa qina' adhab annar).

Anas (R.A.) zegt dat de man daarna deze dua (overvloedig) begon te maken en Allah, de verhevene hem genas. (Musnad Ahmad)

Een andere Hadith heeft het over dat iemand die een ziek persoon – nog niet voorbestemd om te sterven - bezoekt en hij reciteert het volgende dua zevenmaal en dan zal Allah, de verhevene zeker zijn ziekte genezen: Ik smeek Allah de Almachtige, de eigenaar van de majestueuze troon, dat hij u moet genezen. (Abu Dawud) (Als-alul laahal azeem Rabbal arshil azeem Ay yashfi Jak)

Ibn Abbaas (R.A.) heeft zegt dat toen de Profeet (vrede zij met hem) eender welke zieke persoon hij zou bezoeken zegt: Laaba-sa tahoorun, Inshaa Allah (heb geen angst! Als Allah wil, zal uw ziekte u van uw zonden zuiveren). (Sahih Bukhari)

Usmaan bin abil-Aas (R.A.) zegt dat hij eens geklaagd had tegen de Profeet (vrede zij met hem) over pijn in zijn lichaam. Toen droeg hij hem op: plaats uw hand op het gebied van de pijn en reciteer: Bismi Allah driemaal en zeg (het volgende) zeven keer:
A'oozu bi'izza tillaahi wa qudratihi min sharri maa ajidu wa uhaaziru. Ik zoek de bescherming op van de grote macht van Allah en zijn macht tegen het kwaad dat ik tegenkom. (Sahih Moslim) Usmaan (R.A.) zei daarna: 'Ik deed dit en Allah verwijderde mijn pijn'.

Aa'isha (R.A.) zegt dat wanneer de Profeet (vrede zij met hem) ziek werd, hij zou reciteren van de Muawwizaat en dan zijn adem op de palm van zijn handen zou blazen en deze dan (zachtjes) zou verplaatsen over zijn gezegende lichaam. (Bukhari en Moslim) Ze zegt ook dat wanneer iemand in zijn familie ziek werd, dat hij de Muawwizaat zou reciteren en op het zieke lichaam zou kloppen. (Sahih Moslim).

De Mu'awwizaat zijn Surahs al-Falaq en an-Nas.

Gebed als een remedie

In aanvulling op de belangrijkste pijler naast Imaan, gebed is een krachtige manier van het zoeken naar vrede, vreugde en zegen in deze wereld en het hiernamaals. Voor het gebed kunnen we een beroep doen op de hulp van Allah, de verhevene om ons te beschermen tegen de vele uitdagingen van het leven, obstakels en blokkades. In tijden van moeilijkheid biedt het gebed comfort en in tijden van ziekte kan het zelfs een remedie bieden. Met andere woorden: er zijn tal van gevallen aangehaald waar gebed als een remedie wordt gebruikt, allemaal in de verhalen van onze geliefde Profeet (vrede zij met hem). Bovendien, bevatten de verhalen van Sahaabah (R.A.) veel verwijzingen naar het gebed als een kuur.

Volgens Hadrat Huzaifah (R.A.) zou de Profeet (vrede zij met hem) wanneer Hij werd geconfronteerd met een uitdaging of een obstakel, onmiddellijk toevlucht zou nemen tot een gebed. (Abu Dawud) Gebed biedt ook genezende kracht in een verscheidenheid van manieren.

Zodra de Profeet (vrede zij met hem) Abu Hurairah (R.A.) op zijn buik zag liggen zei hij tegen hem: 'heeft u last van maagpijn?' Hij zei: "Ja". De Profeet (vrede zij met hem) zei: 'Sta dan op en bezig jezelf in gebed, want dat zal je genezen'. (Ibn Katheer). "Zo voorwaar, met moeilijkheden is er ontlading". (Koran 94:5)

Als een beoefenaar moet je bidden, niet alleen voor je patiënt en zijn terugkeer naar een gezonde staat, maar ook voor het begeleiden je patiënt in het verduren met geduld en dankbaarheid van zijn of haar ziekte.

De Profeet (vrede zij met hem) zei: "Wanneer u een ziek persoon bezoekt, geef hem hoop voor een lange levensduur. Dit geeft de patient hoop en comfort". Toen de Profeet (vrede zij met hem) een ziek persoon bezocht, zei hij: "Maak je geen zorgen! Het is een middel van zuivering van de zonden".

Abu Saeed Khudri (R.A.) meldt dat de Profeet (vrede zij met hem) zei "Wanneer u een ziek persoon bezoekt, spreek dan op een geruststellende manier tot hem (over zijn leeftijd en zijn leven)." (Bijvoorbeeld, vertel hem, 'Alhamdulillah, uw gezondheid is verbeterd' of 'Inshaa Allah wordt snel beter.'). Daarmee zul je niet uitstellen wat is voorbestemd, maar het zal hem zeker beter doen voelen'. (Tirmidhi, Ibn Majah)

Hoofdstuk 5

Tijd om te genezen

Wat wij zullen behandelen in dit hoofdstuk:

De negen tips voor de genezing van het lijden
1. De eerste tip voor genezing van lijden: informatie
2. De tweede tip voor genezing van lijden: inspiratie
3. De derde tip voor genezing van lijden: genezing heeft tijd nodig
4. De vierde tip voor genezing van lijden: rust en ontspanning
5. De vijfde tip voor genezing van lijden: verplaatsen wanneer ze kunnen
6. De zesde tip voor genezing van lijden: voeding voor genezing
7. De zevende tip voor genezing van lijden: de meer, vrolijker
8. De achtste tip voor genezing van lijden: schema voor succes
9. De negende tip voor genezing van lijden: motivatie
10. Tot slot

Hoewel veel patiënten zich onmiddellijk na en zelfs tijdens de procedure van Hijama beter voelen, is dit niet een instant remedie voor chronische ziekten. Hijama is onderdeel van een therapie en geen "magisch middel" voor het genezen van alle chronische kwalen. Als onderdeel van de therapie, moet je als beoefenaars benadrukken om andere gezonde gewoonten te blijven behouden zelfs wanneer ze niet in therapie zijn.

Na chirurgie, verwonding, ziekte, pijn, lijden, ziekte of zelfs een natte cupping-procedure, hebben patiënten tijd nodig om te genezen. Dit hoofdstuk zal zich richten op hoe we patiënten de tijd kunnen geven die ze nodig hebben om goed te genezen na een periode van lijden.

Negen tips voor de genezing van het lijden

In hoofdstuk vier zagen we hoe lijden kan leiden tot vrede, dankbaarheid en zelfs zaligheid. Evenzo, is genezing een machtige kracht die niet moet worden overhaast of onderschat. Wanneer het lichaam geneest, komt het vaak sterker terug dan voorheen. Wij moeten onze patiënt en helpen tijdens hun reis naar genezing met de volgende **negen tips voor genezing van lijden:**

De eerste tip voor genezing van lijden: informatie

Geef je patiënten alles wat ze nodig hebben om te genezen. Dit zijn bijvoorbeeld:

1. Informatie over welke levensmiddelen te eten of niet te eten;
2. Richtlijnen voor het uitoefenen of het niet uitoefenen;
3. Tijd voor de volgende geplande afspraak;
4. Specifieke tips voor genezing en herstel zoals zorg voor pleisters, wonden, huiduitslag etc.

Ze hebben nog steeds je hulp nodig, ook zodra de ziekte is gegaan, om op het pad van genezing en welzijn te blijven.

De tweede tip voor genezing van lijden: inspiratie

Inspireer je patiënten met de kracht van de genezing. Laat ze weten dat de goede gezondheid die hen te wachten staat aan de andere kant van de ziekte eraan komt en dat als ze je begeleiding volgen ze zich beter dan ooit zullen gaan voelen.

De derde tip voor genezing van lijden: genezing heeft tijd nodig

Genezing kost tijd. Of het nu een gebroken been is, een inwendige aandoening of zelfs mentale problemen zijn, een goede gezondheid krijg je niet in één, twee, drie. Geef Je patiënten een realistisch tijdschema en vertel hen wanneer ze beterschap kunnen verwachten.
Dit kan een folder zijn, die je voor bepaalde ziekten geeft of informatie die je uitprint van nationale gezondheid websites waardoor patienten de tijdlijn van beterschap beter gaan begrijpen.

De vierde tip voor genezing van lijden: rust en ontspanning

Voor velen van ons kan het, wanneer wij aan het genezen zijn, de enige keer zijn dat ze rust en ontspanning krijgen! Moedig Je patiënten aan om zo lang als ze zelf willen te rusten en te ontspannen en veel te slapen zodat hun lichaam zich kan herstellen.

De vijfde tip voor genezing van lijden: verplaatsen wanneer ze kunnen.

Het lichaam werd gemaakt om te bewegen. Lichaamsbeweging bevordert niet alleen een goede fysieke gezondheid, maar maakt de geest gezonder en produceert "feel good" endorfines en zorgt ervoor dat de patiënt niet aan zijn lijden denkt. Moedig de patiënt aan, indien dit kan, om veel te bewegen.

De zesde tip voor genezing van lijden: voeding voor genezing.

Een gezond lichaam en een gezonde geest draaien op de juiste brandstof: voedsel! Zorg ervoor dat je patiënten weten welk voedsel ze moeten eten - en drinken - zodat ze sneller genezen.

Dit kan over het algemeen gezond voedsel omvatten zoals fruit, groenten, mager vlees en volkoren granen. Maar ook levensmiddelen die specifiek zijn voor hun toestand zoals het vermijden van cafeïne voor angst, suiker voor diabetes.

Met folders of pagina's op je website over de meest voorkomende aandoeningen kun je helpen voorkomen dat je dubbel werk hebt en het maakt het eenvoudiger en handiger voor je patiënt en.

De zevende tip voor genezing van lijden: Hoe meer, hoe beter!

Moedig je patiënten aan sociaal te zijn als ze genezen. Veel patiënten verlaten hun bed of woning niet tijdens het genezingsproces en dit kan in eerste instantie helpen maar het wordt al snel contraproductief indien ze niet sociaal zijn met andere mensen.

Sociale bezigheden met anderen, zoals vrienden, familie, andere patiënten kunnen mensen, die lijden aan dezelfde ziektes etc., helpen verlichten van de patiënt geest en eigenlijk blazen hun geesten, algehele verkorting van het genezingsproces.

De achtste tip voor genezing van lijden: Schema voor succes.

Wees er zeker van dat je patiënt op de goede weg van genezing is door een nieuwe afspraak in te plannen.

Patiënten die zich al snel beter voelen kunnen hun afspraak vervroegen, terwijl patiënten die aanhoudende klachten hebben gesteund worden in hun genezingsproces, door een afspraak met jou.

Dit kan je ook helpen bepalen of de patiënt al dan niet je richtlijnen heeft gevolgd en dan kun je hem of haar een opfriscursus geven in hoe te helen.

De negende tip voor genezing van lijden: Motivatie

Tot slot moet je je patiënten motiveren door hen te voorzien van een lijst van boeken die inspiratie, troost of comfort in tijden van lijden biedt. Boeken kunnen patiënten helpen motiveren waar woorden dat niet kunnen.

Tot slot

Hoewel ziekte niet onnatuurlijk is, is het genezen van pijn of elk ander lijden een natuurlijk onderdeel van gezondheid. Het is in feite de manier waarop het lichaam reageert op stress en het sterker maakt na een stressvolle gebeurtenis. Zij het een plotselinge ziekte, een chronische ziekte, pijn, een ongeval of iets anders. Genezing van je lijden maakt deel uit van het natuurlijke proces van het leven.

Conclusie

Hopelijk heb je je intussen gerealiseerd waarom ik dit boek "Hijama hoe te genezen volgens de Sunnah vanuit de H.E.A.R.T.-methode" heb genoemd. We delen onze harten en zielen met onze patiënten wanneer we Hijama of de "natte cupping"-methode uitvoeren en dat is waarom de hoofdstukken van dit boek opzettelijk H.E.A.R.T. spellen.

Met andere woorden, het boek is bedoeld om de H.E.A.R.T.-methode met jou te delen voor het uitvoeren van Hijama. En het bestaat uit vijf eenvoudige hoofdstukken, die elk een letter van het woord H.E.A.R.T. vertegenwoordigen:

- ➢ Hijama de juiste manier;
- ➢ Educatie is essentieel;
- ➢ Aandacht besteden ;
- ➢ Recht naar Allah en verzekering;
- ➢ Tijd om te genezen.

Als de onderdelen samen gebruikt worden, kunnen deze vijf onderdelen van de H.E.A.R.T.-methode ervoor zorgen dat zowel patiënten als beoefenaars van Hijama van de vele gezonde voordelen kunnen genieten en een levenlang natuurlijk gezond zullen zijn.

Bonus hoofdstuk 1

Als een toegevoegd bonus hoofdstuk zijn hier - in één centrale plek - enkele van de vragen die mijn patiënten het vaakst stellen:

Vraag 1: kun je mij vertellen welke ziekte ik heb, als je het bloed van Hijama bekijkt?

Dit is iets wat mensen me vaak vragen. Mensen denken dat ik een kijkje in het bloed kan nemen en dat ik met het blote oog kan zien wat voor soort ziekte ze hebben. Veel patiënten denken ook dat je fysiek kan zien of ze getroffen zijn door het bovennatuurlijke, zoals bijvoorbeeld zwarte magie. Volgens mij kunnen wij hierover heel duidelijk zijn: dit is niet mogelijk.

Er zijn echter enkele dingen die je wel kunt zien wanneer we naar het bloed kijken. We kunnen bijvoorbeeld het onttrokken bloed zien, de hoeveelheid en de kleur. Deze drie items zijn objectief te zien met het blote oog en elk item vertelt ons iets over de toestand van de blokkade in het lichaam. We kunnen dus niet diagnosticeren door gewoon te kijken naar het bloed uit de Hijama. En nee, we kunnen niet zien of iemand geteisterd wordt door zwarte magie of bezeten is door een Jinn.

Deze zaken zijn de mededelingen van het onzienlijke (ghayb) en we moeten heel voorzichtig zijn met wat we zeggen. Er is een dunne lijn tussen shirk en wat is toegestaan. Wat is het onzichtbare (ghayb)? Alles, wat is verborgen van mensen, toekomstige en verleden gebeurtenissen en wat onzichtbaar is, exclusief Allah's kennis.

Een van de belangrijkste verplichtingen is te weten wat de betekenis van shirk is, de ernst en de verschillende types, zodat onze Tawheed (geloven in de eenheid van Allah) en onze Islam voltooid kan worden en ons geloof goed kan worden beleden. Wij zeggen dat Allah, de verhevene, de bron is van kracht en dat de ware begeleiding van hem komt: "weten dat het woord shirk in Arabisch een partner nemen betekent, dat wil zeggen, met betrekking tot iemand als de partner van een ander. Er wordt gezegd (in het Arabisch): ashraka baynahuma (hij voegt hen samen) wanneer hij hen beschouwd als twee gelijken; of ashraka fi amrihi ghayrahu (hij introduceerde een ander in zijn affaire) toen hij twee mensen die betrokken zijn maakte."

In termen van Sharee'ah of Islamitische terminologie betekent shirk het toeschrijven van een partner of rivaal aan Allah de verhevene in heerlijkheid (ruboobiyyah), in aanbidding of in zijn namen en eigenschappen.

Een rivaal is een gelijke of een tegenhanger. Vandaar verbiedt de verhevene Allah het opzetten van rivalen met hem en hij veroordeelt mensen die ze (rivalen) als goden zien in plaats van of naast Allah de verhevene. In vele verzen van de Koran zegt Allah, de verhevene, interpretatie van de betekenis): "Zet geen rivalen naast Allah (in aanbidding) terwijl je weet dat hij alleen het recht heeft om aanbeden te worden".

Om deze reden wordt er gezegd in de Koran "... vereniging (met hem) is inderdaad groot onrecht". (Surah luqman) "En ook inderdaad, Allah vergeeft de vereniging met hem niet, maar hij vergeeft wat lager is dan hem. En hij die anderen associeert met Allah begaat zeker een grote zonde". (Surah An-Nisa (4), Ayah 48) De man is de aangewezen persoon op de wereld. Omdat alles in deze wereld onder het bevel van Allah is. Hoe is het mogelijk dat de man die als beheerder naar dit universum is gestuurd dezelfde eigenschappen heeft als Allah? Shirk heeft vele vormen, maar ik beperk mij tot degene die met dit onderwerp te maken heeft: Shirk in al-Asma' was-Sifat, de essentie van shirk in Tawheed al-Asma wa Sifaat:

Shirk in Tawheed al-Asma wa Sifaat is om een entiteit de kwaliteiten (kenmerken) die specifiek voor Allah alleen zijn, toe te schrijven. Bijvoorbeeld, onder de kenmerken van Allah is de kracht dat hij de kenner van het onzienlijke (Ghayb) is en alleen hij weet wat het hart verbergt. Allah zegt: "Zeg, ' niemand in de hemelen en de aarde kent de Ghayb (ongezien) behalve Allah, noch kunnen zij waarnemen wanneer zij zullen worden opgewekt". (de mieren (27:65)

Daarom is het dat als iemand anders dan Allah beschikt over de kennis van het verleden, de toekomst of het onzichtbare, dat shirk is (koppelen van partners met Allah).
Shirk belemmert een mens om hogere rangen te bereiken in zijn godsdienst. Daarom is sseen grote zonde en vergeef degenen, die deze zonden begaan en degene die in deze staat sterfven, niet.

Abu Hurayra (R.A.) meldde dat de Profeet (vrede zij met hem) zei: " Voorkom de zeven dodelijke zonden". Zij zeiden: "Boodschapper van Allah, wat zijn ze?" Hij zei" Shirk, hekserij, het doden van een ziel wat Allah heeft verboden, behalve door wettelijk recht, woekeren, de eigendom van een wees consumeren, vluchten op de dag van een slag en het gedachteloos afsmachten kuise, gelovige vrouwen". ((2766) al-Bukhari en Moslim (89)).

Daarom moeten we voorzichtig zijn ons niet te gedragen als de waarzeggers die koffie kopjes lezen (In Turkije begon men in de 16e eeuw Turkse koffie te lezen in een praktijk) door koffiedik in het kopje en het schoteltje te interpreteren. Er zijn een heleboel mensen die geloven dat de afbeeldingen en vormen die worden gemaakt door de koffie, gronden van betekenis hebben zoals de voorspellingen van de toekomst.

Een waarzegster kijkt naar deze patronen en speciale pictogrammen, die symbolen suggereren die betrekking hebben op bepaalde gebeurtenissen, ziekten of zwakke systemen in het lichaam. Dit is duidelijk het werk van het onzienlijken en shirk.

Vraag 2: moeten we rusten na de behandeling?

Veel mensen geloven dat zij na de behandeling moeten rusten. Het is een veelgemaakte fout om te denken dat na het verliezen van wat bloed, het lichaam rusten moet en dat de patiënt niets anders kan doen die dag. In feite is het totaal het tegenovergestelde: het is zeer belangrijk om te bewegen en het bloed te laten stromen. Er is een reële kans van stolling van de levende en dode cellen van het bloed als de patiënt immobiel blijft. U kunt dit risico verminderen door een wandeling te maken van 20 minuten na de behandeling.

Vraag 3: wat zijn de Sunnah punten?

Nadat de Profeet (vrede zij met hem) Hijama uitvoerde en iets zei over de werking van de negen punten op het lichaam stonden deze voor eeuwig bekend als de "Sunnah punten" van Hijama. Twee van de punten bevinden zich aan beide zijden van de voet, en twee anderen aan weerszijden van het bekken, terwijl de vijf resterende Sunnah punten zich bevinden rond het hoofd en de nek. Er zijn mensen die al deze punten in iedere behandeling ongeacht welke klacht of ziekte behandelen. Dit is niet correct aangezien ieder van deze punten werd behandeld voor een bepaalde klacht of ziekte. Wel is de Kahil 1 van de belangrijkste plaatsen. Er zijn meerdere overleveringen over de kahil. Overgeleverd door ibn Majah, op autoriteit van Ali ra. "dat de engel Jibreel de profeet vrede zij met hem adviseert om Hijama te doen op de Akhdain en de Kahil".

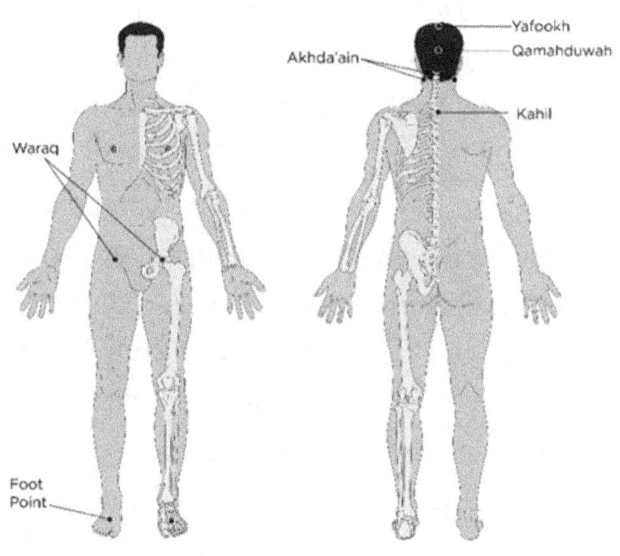

Vraag 4: is de behandeling pijnlijk en zullen er littekens overblijven?

De meeste mensen die de Hijama behandeling voor de eerste keer ondergaan zijn bang. Ze zijn niet zeker van de procedure en hoe het zou kunnen werken. Ze zijn nerveus en bezorgd over de behandeling en ze zijn bang dat Hijama littekens achterlaat. De eerste vragen die ze stellen zijn dan ook vaak, "Doet het pijn?" snel gevolgd door, "Zullen er littekens zijn?" In al die jaren dat ik mijn patiënten hebben behandeld, kan ik eerlijk zeggen dat de meeste mensen het niet pijnlijk vinden, mocht toch eventueel pijn opkomen dan is deze zeer draaglijk.

De vacuüm sensatie van de cups is waarschijnlijk het meest vervelende omdat het voelt alsof iemand je knijpt. Maar sommige mensen voelen het krassen als kleine steekjes of vertellen me dat het voelt alsof ik met een pen over hun lichaam aan het schrijven ben. Dit alles zorgt ervoor dat de patiënten na de behandeling ontdekken dat ze zich voor niets zorgen maakten en ze zijn dan ook erg opgelucht.

Uit eigen ervaring kan ik vertellen dat 99% van de mensen die door mij worden behandeld geen littekens krijgen. Als een therapeut goed is in wat hij doet en ervaring heeft, dan duren de vlekken van Hijama niet langer dan een week. Er kunnen wat lichte schaduwen overblijven van de Hijama plekken, maar niet meer dan dat. Daarom is het zeer belangrijk dat een therapeut bevoegd is om de behandelingen uit te voeren. Hijama is Sunnah, maar iedereen is verantwoordelijk voor zijn of haar acties, en moet verantwoordelijk zijn om de juiste kennis te krijgen en zichzelf met kennis te voeden om anderen te behandelen. Je moet weten wat je aan het doen bent.

Ten slotte zijn hier de juiste stappen voor het uitvoeren van Hijama:

1. Doe handschoenen aan;
2. Ontsmet de punten voor het uitvoeren van Hijama op het lichaam;
3. Gebruik wegwerpmateriaal en gebruik dit niet opnieuw;
4. Gebruik steriele messen;
5. Gebruik geen sterke cupping (van middelmatige lengte);
6. De krassen moeten zeer oppervlakkig en licht zijn;
7. Behandel mensen niet te vaak. In de meeste gevallen is terugkomen binnen de maand voldoende.
8. Was uw handen na de behandeling;
9. Gooi het bloed weg via een gecertificeerd bedrijf.
10. Besteed aandacht aan hygiëne om infecties te voorkomen.

Vraag 5: wat is kruisinfectie?

Kruisinfectie is de overdracht van schadelijke micro-organismen. Bacteriën en virussen behoren tot de meest voorkomende micro-organismen verantwoordelijk voor kruisinfectie. De verspreiding van infecties kan optreden tussen mensen, stukken van apparatuur of zelfs binnen het lichaam zelf. Deze infecties kunnen veel complicaties veroorzaken. Medische professionals werken hard om veilige apparatuur en een hygiënische omgeving te kunnen garanderen. Kruisinfectie kan voortvloeien uit:

1. bacteriën;
2. schimmels;
3. parasieten;
4. virussen;

5. etc.

Kruisinfectie wordt meestal veroorzaakt door:
1. ongesteriliseerde medische apparatuur;
2. bacteriën van het hoesten en niezen;
3. de overdracht van virussen via menselijk contact;
4. aanraken van besmette voorwerpen;
5. vuil beddengoed;
6. etc.

Vraag 6: Is hijama tijdens het vasten toegestaan?

Ieder jaar weer krijg ik dezelfde vraag: "Ik heb gehoord dat Hijama het vasten verbreekt. Klopt dit?" Of "ik hoor tegenstrijdige meningen wat is nu waar?" Ik heb dit voor jullie uitgezocht bij verschillende bronnen en kan hierop antwoord geven. Er zijn inderdaad verschillende meningen over dit onderwerp. Mijn mening is dat het is toegestaan, maar natuurlijk moet jij aan de hand van de verschillende meningen je eigen mening hierin volgen.

"Het vasten wordt verbroken door hijama":

De madhab of wetschool van imam Ahmed ibn hanbal, moge allah de verhevene hem genadig zijn. Volgen deze mening. Zij houden deze hadith aan als bewijs: "Degene die Hijama uitvoert en degene bij wie dit wordt gedaan, beide hebben hun vasten verbroken". Sunan ibn Maajah nr.1681. Deze hadith is ongeldig verklaard door een aantal geleerden zoals sheikh Al-Albaani.

"Het vasten wordt niet verbroken door Hijama":

Volgens Imam Abu hanifa, Imam Shafiee, Imam Malik, moge allah de verhevene hen genadig zijn. En nog een meerderheid van de geleerden zijn van mening dat Hijama het vasten niet verbreekt. Zij halen hun bewijs weer uit verschillende ahadith waaruit blijkt dat de profeet vrede zij met hem, ook Hijama liet toepassen tijdens het vasten.

1. De profeet, vrede zij met hem liet zich behandelen met Hijama terwijl hij vastte en in een staat van Ihram was. (saheeh Bukhari, Hadith no 1938/1939)

2. "Het vasten wordt niet verbroken voor degene die braakt, een natte droom heeft of Hijama laat toepassen. " (Abu Dawood p330/ vol1)

3. De Hadith van tirmizi overgeleverd door Abu saeed khudri ra dat de profeet vrede zij met hem zei: "3 zaken zullen het vasten niet verbreken: Hijama, braken en een natte droom".

4. Abu Saeed khudri leverde over dat de profeet vrede zij met hem zei dat Hijama voor de vastende is toegestaan. (Fat'hul baari p210/4)

5. Anas (moge Allah tevreden met hem zijn) werd gevraagd: "Keurden jullie allen Hijama af voor een vastende persoon?" en hij zei: "Nee, behalve wanneer het een persoon zwak maakt."(Bukhari nr 1940).

Uit deze ahadith blijkt dat Hijama het vasten niet verbreekt maar dat ze dit liever niet deden tijdens het vasten, omdat een persoon zwak kan worden en daardoor het vasten moet verbreken om te eten en te drinken. Ook is het zo dat in die tijd de Hijama met de mond werd gedaan. Het bloed werd er dus letterlijk uitgezogen door middel van een dieren hoorn. Hierbij bestond het gevaar dat het bloed werd ingeslikt, nu wordt het natuurlijk op een andere wijze toegepast.

De meeste geleerden staan het dus toe en hebben het op deze manier uitgelegd. Ibn hazm zei: "Er is geen twijfel dat de hadith waarin werd gezegd dat Hijama het vasten verbreekt saheeh is, maar de andere ahadith zijn dat ook, dus het is belangrijk om deze als leidraad te nemen omdat het is toegestaan nadat het eerst verboden was.

Wat zeggen mensen over Hijama en Najat Haddouch

"Ik ben altijd geïnteresseerd geweest in de dingen die ons gezond te maken en hoe wij ons zelfs gezonder kunnen maken. Na een lange periode van schouderproblemen, heb ik een Hijama-behandeling ondergaan.

"Kort na de behandeling merkte ik onmiddellijk een verlichting van de spierpijn.

Het positieve effect dat het heeft gehad in combinatie met de terug-kerende behandelingen hebben mijn schouderproblemen bijna vol-ledig gestopt. Het is geweldig om erachter te komen dat het reinigen van uw lichaam door middel van het filteren van het slechte interne bloed een positief effect kan hebben op uw fysieke problemen. Ik voelde me fitter, meer comfortabel met mezelf en de pijn is verdwe-nen. Deze ervaringen zijn de katalysator voor de stap die ik genomen heb om een cursus Hijama te volgen. Dit zodat ik anderen kan hel-pen door het goed uitvoeren van de behandelingen.
"Kortom ik vond de cursus zeer educatief, met name het deel over de menselijke psyche en de zelfherstellende vermogens waren heel inte-ressant.

De aangeleerde theorie kan onmiddellijk worden toegepast op prak-tische toepassingen van het echte leven door middel van het testen en oefenen op elkaar. Ik raad aan iedereen over Hijama te vertellen.

Neem de eerste stap naar een gezonde behandeling. Uw gezondheid is alles dat telt!"

~ N. Aissati

* * * * *"Toen Najat me vroeg om een artikel te schrijven over Hijama en wat de behandeling voor mij heeft gedaan, was het eerste wat ik dacht: "Wat heeft het NIET gedaan voor mij?' Een paar jaar geleden pas hoorde ik voor het eerst over Hijama. Ik werd doorverwezen door een vriend omdat ik heel wat "vage problemen" had. Vage problemen zoals hoofdpijn, schouderklachten, menstruele problemen en me ongemakkelijk in mijn eigen lichaam voelen. De eerste keer was het een beetje eng, maar nu kan ik niet meer zonder. Ik geniet ervan om de naalden in mijn huid te voelen.

"Mijn hoofdpijn is weggegaan en de schouderklachten zijn ernstig verminderd. Ik voel me nu veel beter. Na elke behandeling Hijama voel ik me herboren. Mijn lichaam ervaart een innerlijke reiniging. Ik ben fitter, energieker en voel me nu zo veel beter. Raad ik het aan? Zonder twijfel. Ik heb iedereen in mijn omgeving Hijama aangeraden, net zoals mijn vriend dat bij mij deed.

~ N. Harbouch, (healthy sisters)

* * * * *

"Wanneer je beste vriendin een Hijama-praktijk opent moet je een behandeling ondergaan. Het kostte me een tijdje voordat ik durfde te gaan, ik was een beetje bang. Er is het vacuum zuigen, de krassen, het bloed... voor mij allemaal redenen om niet te gaan. Echter wetend dat de profeet Mohamed deze behandeling ook had gedaan - en aanbevolen – geeft me er een goed gevoel over.

"Op hetzelfde moment speelde de pijn in mijn schouder en de spanning in mijn nek een grote rol in het maken van een definitieve beslissing om een behandeling te ondergaan. Ik was erg enthousiast voor mijn allereerste Hijama-behandeling omdat ik niet wist wat ik kon verwachten. Ik was bang van iets dat zeer ontspannen en zeer goed bleek te zijn. Ik voel een enorm verschil na een behandeling. Het is echt een must om te proberen, zelfs als je twijfelt of bang bent, de resultaten zijn onmiddellijk te zien en te voelen."

~ I. Kheinette (oprichter van Stichting Daar el atfaal)
* * * * *

"Ik, Hanan Dahmani, liep hier binnen als nieuwe klant. Na mijn tweede kind kreeg ik ineens pijn in mijn rechterheup. Een soort zeurende pijn die altijd aanwezig was. Mijn arts vertelde me paracetamol te nemen tegen de pijn, maar na een paar maanden hielp het niet meer. Ik begon vreemd te lopen om mezelf van de pijn te verlichten.
"Mijn zus vertelde me over Hijama-therapie. Tijdens de behandeling, met het plaatsen van de cup en het zuigen van de huid, voelde ik opeens meer pijn. Ik dacht, "Ik ga niet meer kunnen lopen na de behandeling", maar tijdens de behandeling zijn mijn symptomen opeens verminderd. Na drie behandelingen was ik godzijdank pijnvrij. Nu herhaal ik driemaandelijks de Hijama-behandeling. Dit is mijn manier om gezond te blijven.
"Na mijn eerste Hijama-behandeling was ik zo enorm onder de indruk van deze positieve effecten, dat ik besloot om een opleiding te gaan volgen bij zus Najat. Nu ben ik een gecertificeerde Hijama-therapeut en help ik anderen met hun gezondheidsproblemen. Ik geniet van het contact met verschillende soorten mensen en het

geeft me veel voldoening. Wat is beter dan geld te verdienen met iets dat van het geloof vandaan komt?"

~ Hanan D.

* * * * *

"Het was nadat mijn verloofde ziek werd en constant in het ziekenhuis moest verblijven dat ik Hijama ontdekte. Het was alsof hij beetje bij beetje stervende was. We begonnen te vermoeden dat er een groter probleem was. Op een dag had ik een idee om online te gaan en het onderwerp 'sihr' opende een hele wereld voor mij. Ik vond de symptomen die ik, tot mijn schrik, niet alleen bij mijn verloofde, maar ook bij mezelf herkende. Mijn verloofde annuleerde ons huwelijk en mijn wereld stortte in.

"Na een lange periode van depressie besloot ik om mijn lot in mijn eigen handen te nemen en niet als een marionet te worden bespeeld. Ik las over 'roqya' dat ook Hijama werd genoemd. Ik ben op zoek gegaan naar iemand die Hijama beoefende en dat is hoe ik Najat en haar praktijk vond. Ik belde direct voor meer informatie. Na het ophangen van de telefoon, belde ik gelijk weer om een afspraak te maken. Niemand in mijn omgeving had ooit van Hijama gehoord en wanhopig als ik was, hoopte ik dat dit mijn sabab zou zijn voor een kuur.

"Eerlijk, direct na de behandeling voelde ik mezelf zo goed. Ik kan dat gevoel niet onder woorden brengen. Het was alsof alle negatieve energie uit me gezogen werd. Ik heb sabr voor alles wat op mijn pad kwam en het maakte me erg rustig. Ik was veel minder geagiteerd. Het gaf me mijn levenslust terug. Ik was niet meteen genezen, maar ik had weer controle. Toen ik hoorde dat Najat Hijama onderwijst heb ik me aangemeld voor haar cursus. Ik begon mijn moeder en man te behandelen. Snel was ik bereid om mijn baan op te geven en te beginnen met mijn eigen praktijk. Wat is er mooier dan naar de Sunnah te handelen en er geld mee te verdienen?

~ H.

Najat Haddouch is een auteur die al meer dan twintig jaar in de gezondheidszorg werktzaam is geweest. Als verpleegster, sociaal-psychiatrisch verpleegkundige, coach, Hijama-specialist en holistisch natuurgeneeskundige. Ze helpt haar medemensen door op lange termijn gebruik te maken van natuurlijke remedies, vooral Islamitische geneeskunde om een betere gezondheid te bereiken. Najat gelooft in de kracht van natuurlijke genezing en heeft een uitgebreide opleiding op dit gebied ontvangen. Ze leerde over api therapie, leech-therapie, Hijama-therapie, kruidengeneeskunde en voeding.

In 2009 begon Najat haar eigen kliniek na diepgaand onderzoek over de voordelen van het gebruik van Hijama, een Islamitische genezingspraktijk. Sindsdien heeft ze duizenden mensen geholpen om hun gezondheid terug te krijgen. In de loop van haar onderzoek ontdekte Najat dat deze oude methode van genezing niet meer werd gebruikt in de praktijk vanwege onze toenemende afhankelijkheid van westerse medicijnen. Ze bestudeerde ook wat de Islam zegt over de gezondheid en het gebruik van medicijnen.

Najat werd een expert in de praktijk van natuurlijke genezingstechnieken, met inbegrip van Hijama. Ze werkt hard om mensen correct over het toepassen van deze technieken te informeren. Ze inspireert anderen om meer te leren over de natuurlijke genezing en ze ontwikkelde een cursus om ervoor te zorgen dat er therapeuten zijn die met behulp van de juiste technieken mensen genezen. Ze heeft ook een tweede kliniek geopend en is de oprichter van de Islamic Medicine Academy. Sinds het begin van haar cursussen in 2012 heeft Najat al honderden Hijama-beoefenaars opgeleid.

Voor meer informatie ga je naar:
www.Hijamaencupping.nl of
www.islamicmedicineacademy.com

Najat schrijft nu over Hijama omdat ze iedereen wil informeren over deze goede Islamitische genezingspraktijk.
"Ik zou willen dat iedereen de helende kracht van Hijama kon ervaren!"